Pranay Gandhi

Gravidez de alto risco numa zona rural

Pranay Gandhi

Gravidez de alto risco numa zona rural

ScienciaScripts

Imprint

Cover image: www.ingimage.com

This book is a translation from the original published under ISBN 978-3-659-54948-9.

Publisher:
Sciencia Scripts
is a trademark of
Dodo Books Indian Ocean Ltd. and OmniScriptum S.R.L publishing group

120 High Road, East Finchley, London, N2 9ED, United Kingdom
Str. Armeneasca 28/1, office 1, Chisinau MD-2012, Republic of Moldova, Europe
Printed at: see last page
ISBN: 978-620-8-06851-6

Índice:

Dedicação

Este livro é dedicado ao Todo-Poderoso e à minha maravilhosa família: (Pai - Dr. Shailendra Gandhi, Mãe - Sra. Pushpa Gandhi e Irmão - Dr. Prateek Gandhi) por me terem concedido o seu amor, as suas bênçãos e o seu apoio incondicional em todos os esforços da vida, pelo que lhes ficarei eternamente grata e, mais importante ainda, a todas as mães e aos anjinhos de todo o mundo. Continuem a sorrir.

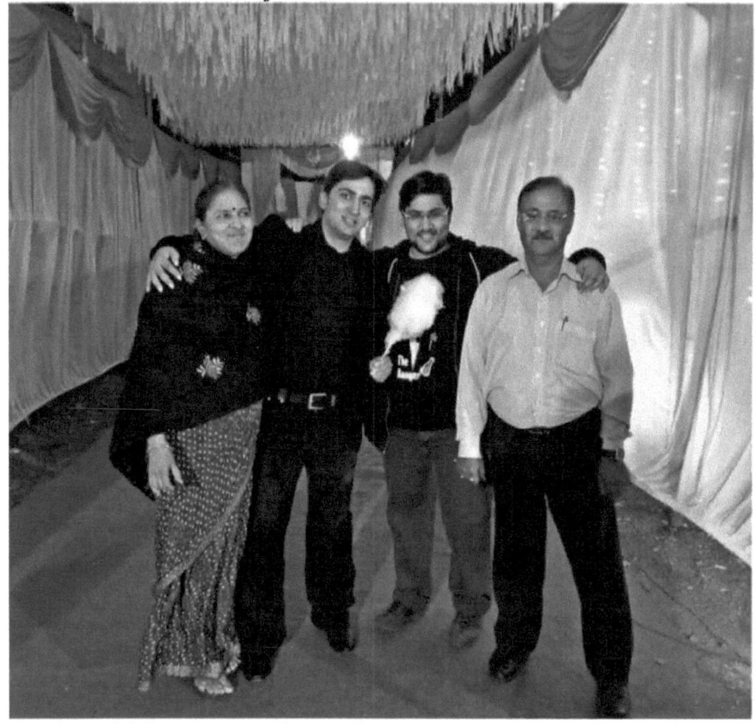

Com o seguinte shloka em sânscrito, pedimos a proteção da deusa para uma mãe grávida e as suas bênçãos para um parto seguro :

"Mathru boodeshwara devo
Bakthanaam ishta thayaka
Sukanthi kunthala naavaha
Sukha prasava mrichchathuhuhu"

Tradução: Saudações a ti, ó deusa, tu que és a mãe de todos os deuses, tu que és a grande deusa, que és sempre muito bondosa para os teus devotos, invoco-te para que protejas esta senhora, que é tua devota e que está constantemente a rezar-te. Pela vossa graça, abençoai-a com um belo bebé e um parto seguro.

Capítulo 1

INTRODUÇÃO

Desde tempos imemoriais, as mulheres sempre ocuparam uma posição de grande respeito e dignidade no nosso país. A maternidade proporciona, de facto, à mulher a transição divina; de mulher para mãe. Como Rajneesh disse com muita propriedade, "No momento em que uma criança nasce, a mãe também nasce. Ela nunca existiu antes. A mulher existia, mas a mãe, nunca. Uma mãe é algo absolutamente novo". A maternidade confere à mulher um grande poder, mas, como se costuma dizer, "com um grande poder vem uma grande responsabilidade", pelo que lhe cabe a responsabilidade de cuidar especialmente de si e do seu bebé, uma vez que a gravidez a torna vulnerável a uma série de riscos. Tendo em conta a importância da maternidade na vida da mulher, a OMS também criou um slogan relevante em 1998 ("A gravidez é especial, vamos torná-la segura") e em 2005 ("Fazer com que todas as mães e crianças contem").

1.2: Gravidez de alto risco e seus resultados:

Cada mulher grávida é cuidadosamente avaliada e os factores de risco, caso existam, são identificados e avaliados. Na avaliação longitudinal, podem ser identificados dois grupos de grávidas, nomeadamente o grupo normal (grupo de baixo risco) e o grupo de alto risco.

O grupo de baixo risco é constituído por mulheres normais e saudáveis, com 20-30 anos de idade, que se encontram na segunda/terceira gravidez, após um primeiro parto normal, pesando mais de 40 kg e com um aumento de peso durante a gravidez de cerca de 6-10 kg. O grupo de baixo risco não sofre de qualquer doença ou perturbação médica ou ginecológica concomitante, nem tem antecedentes de uma má experiência obstétrica ou de um mau resultado obstétrico no passado. Este grupo de mulheres pode ser gerido a nível primário pelo pessoal de saúde.

O grupo de alto risco compreende o grupo de mulheres grávidas com um ou mais factores de risco de origem médica, ginecológica, obstétrica ou social e uma história de maus resultados obstétricos. Os factores de risco habitualmente utilizados nos cuidados de maternidade incluem factores presentes antes da conceção e que surgem durante a gravidez. Factores como a altura, o peso, a idade, a paridade e os antecedentes estão presentes antes da conceção. Outros factores de risco habitualmente identificados, como as hemorragias pré-natais, a hipertensão arterial, as doenças sexualmente transmissíveis, a má apresentação e a anemia grave, são, na realidade, complicações em si mesmos. Todos os factores acima referidos são utilizados há muito tempo nos cuidados pré-natais para identificar as mulheres com elevado risco de complicações na gravidez e no parto e que necessitam de ser encaminhadas para um hospital. Primeira gravidez, paridade elevada, gravidezes demasiado frequentes, gravidez nos extremos da idade reprodutiva, perda anterior de um filho e malnutrição são exemplos de factores de risco universais que aumentam as probabilidades de um mau resultado da gravidez. O mau resultado da gravidez pode estar relacionado com a mãe (complicações do parto, morte materna, aborto) e com o feto (morte fetal, nado-morto, baixo peso à nascença/bebé pequeno para a data, malformação congénita).

Estas mulheres, sendo de alto risco, não podem ser tratadas a nível primário.

Têm de ser encaminhadas para centros especializados para um tratamento adequado.

1.3: Avaliação dos riscos e intervenção na gravidez:

Os cuidados pré-natais são os cuidados prestados à mulher durante a gravidez. O principal objetivo dos cuidados pré-natais é conseguir, no final da gravidez, uma mãe e um bebé saudáveis. O objetivo central dos cuidados pré-natais consiste em identificar os casos de "alto risco" (o mais cedo possível) de um grande grupo de mães pré-natais e providenciar-lhes cuidados qualificados, continuando a prestar cuidados adequados a todas as mães.[1]

A "abordagem de risco" é uma ferramenta de gestão para melhorar os cuidados de saúde materno-infantil. O seu objetivo é prestar melhores serviços a todos, mas com especial atenção aos que deles mais necessitam. Inerente a esta abordagem está a utilização máxima de todos os recursos, incluindo alguns recursos humanos que não estão convencionalmente envolvidos nestes cuidados - parteiras tradicionais, agentes comunitários de saúde, grupos de mulheres, por exemplo[1] .

Todas as gravidezes e partos são potencialmente de risco. No entanto, há certas categorias de gravidezes em que a mãe, o feto ou o recém-nascido estão em situação de maior perigo. Uma gravidez é definida como **de alto risco** quando existe a probabilidade de um resultado adverso para a mulher e/ou para o seu bebé, ou seja, maior do que a incidência desse resultado na população geral de grávidas.[2]

A deteção de uma gravidez de risco requer o contacto com todas as mulheres grávidas da comunidade e, por sua vez, conduzirá a uma reconsideração e reafectação de recursos com uma melhor cobertura. Cerca de 20-30% das gravidezes pertencem a esta categoria. Se quisermos melhorar os resultados obstétricos, este grupo deve ser identificado e receber cuidados adicionais. Mesmo com cuidados pré-natais e intranatais adequados, este pequeno grupo é responsável por 70-80% da mortalidade e morbilidade perinatais.[3]

Para que a estratégia de risco seja eficaz, a avaliação do risco deve ser seguida de uma intervenção precoce e adequada. O objetivo da intervenção em caso de risco é eliminar ou minimizar o risco, de modo a que a gravidez possa decorrer sem problemas, completar o seu curso a termo e não ter consequências adversas. Os factores de risco podem ser modificáveis, como a anemia ou a infeção do trato urinário, ou não modificáveis, como a idade indesejável, a altura, a paridade, etc. Os factores modificáveis podem ser controlados através da instituição de medidas adequadas de intervenção nos riscos, que podem estender-se ao longo de toda a gravidez. A intervenção de risco pode exigir o internamento precoce de algumas das grávidas num hospital de referência e a participação de uma equipa multidisciplinar de especialistas na sua gestão de risco.

1.4: Declaração do problema:

Embora a família seja a unidade primária básica em todas as sociedades, a maternidade é a base da vida familiar.[4] É uma vergonha que a cada minuto do dia, algures no mundo e, na maioria das vezes, num país em desenvolvimento, uma mulher morra devido a complicações relacionadas com a gravidez ou o parto. De acordo com a OMS, a mortalidade materna foi estimada em 358 000 mortes durante o ano de 2008, um rácio global de 260 mortes maternas por 100 000 nados-vivos, com uma probabilidade de morte materna em todo o mundo de cerca de 1 em 92.[1] As estimativas da OMS mostram que, das 529 000 mortes maternas registadas anualmente a nível mundial, 136 000 (25,7%) são causadas pela Índia, o que representa o maior fardo para qualquer país do mundo.[5]

As complicações relacionadas com a gravidez são uma das principais causas de morte e de incapacidade das mulheres com idades compreendidas entre os 15 e os 49 anos nos países em desenvolvimento. Quando uma mãe morre, as crianças perdem o seu principal prestador de cuidados, as comunidades são privadas do seu trabalho remunerado e não remunerado e os países renunciam às suas contribuições para o desenvolvimento económico e social. A morte de uma mulher é mais do que uma tragédia pessoal; representa um custo enorme para a sua nação, a sua comunidade e a sua família.

Uma mãe e um filho saudáveis são a base da saúde e da prosperidade das comunidades e da nação. O bebé é o futuro da raça humana. Diz-se geralmente que a criança é o pai do homem e é o futuro da nação.[6] Todos os anos, cerca de 43 milhões de recém-nascidos morrem durante o primeiro mês de vida e outros 4 milhões são nados-mortos. Muitas destas mortes devem-se a complicações que a mãe teve durante a gravidez ou o parto. Um milhão ou mais de crianças são deixadas sem mãe todos os anos pelas mais de 500.000 mulheres que morrem de causas relacionadas com a gravidez. É provável que as crianças sem mãe recebam menos cuidados de saúde e educação à medida que crescem, e as crianças que sobrevivem à morte da mãe têm até 10 vezes mais probabilidades de morrer no espaço de 2 anos do que as crianças com 2 pais vivos.[7]

Além disso, o baixo peso à nascença conduz a um crescimento deficiente do bebé, com os riscos inerentes a uma taxa de mortalidade mais elevada, maior morbilidade, desenvolvimento mental deficiente e risco de doença crónica na idade adulta· O BPN é um forte indicador do tamanho na vida adulta, porque os bebés com RCIU raramente atingem o tamanho normal durante a infância.[8] Muitos factores de risco maternos são responsáveis pelo BPN nos bebés.

1. 5: Necessidade e objetivo do estudo:

"O facto de não se abordar a incapacidade e a morte maternas evitáveis representa uma das maiores injustiças do nosso tempo....s riscos para a saúde reprodutiva das mulheres não são meros infortúnios e desvantagens naturais inevitáveis da gravidez, mas sim injustiças que as sociedades podem e têm a obrigação de remediar."[9] Verifica-se que 72% das mortes maternas podem ser evitadas através de cuidados pré-natais eficazes.

O NFHS-3 (Inquérito Nacional de Saúde Familiar da Índia, realizado em 2005-2006) indicou que as principais razões subjacentes à elevada mortalidade materna na Índia são

- Partos não assistidos por pessoal formado: O NFHS-3 indica que apenas um terço (34%) dos partos na Índia são efectuados em estabelecimentos de saúde e que dois quintos (42%) dos partos não são assistidos por um profissional médico qualificado.
- As mulheres que não procuram cuidados pré-natais: mais de uma em cada três mulheres (34%) na Índia não fez um exame pré-natal para os partos ocorridos nos 3 anos anteriores ao inquérito. Apenas 7% fizeram um controlo pré-natal no

terceiro trimestre.

- Os cuidados pós-natais são extremamente deficientes.

Responsabilizar legalmente os governos pela concretização destes direitos é um meio poderoso de ultrapassar a aceitação da morte durante a gravidez ou o parto como um risco inevitável da vida de mulher.[10]

Embora existam dados sobre cuidados de saúde na gravidez a nível nacional e internacional, foram efectuados muito poucos estudos do mesmo tipo num contexto rural, onde reside 68,2% da nossa população. Por isso, realizei este estudo com o objetivo de estudar a situação das mulheres grávidas de alto risco, as intervenções necessárias e aplicadas e o efeito sobre o seu resultado num contexto rural.

1.6: Âmbito e limitações:

O estudo pode revelar vários aspectos do conceito de abordagem de risco nos serviços de cuidados pré-natais. Este estudo pode servir como fonte de informação valiosa sobre a avaliação da abordagem de risco praticada numa zona rural e, assim, criar novas estratégias para lidar com o problema da prestação de serviços eficazes às gravidezes de alto risco em contextos de recursos limitados, como as zonas rurais.

No entanto, os resultados do presente estudo não podem ser universalizados e aplicados a todos os níveis, uma vez que as questões da disponibilidade de serviços especializados para as gravidezes de alto risco e os factores sociodemográficos que dificultam a utilização desses serviços variam de local para local. Além disso, a identificação de vários factores de risco varia em grande medida com a disponibilidade de melhores modalidades de diagnóstico em centros superiores, que não existiam no meio rural. O âmbito dos dados do presente estudo fixa os limites do período de tempo, uma vez que a informação recolhida hoje pode estar desactualizada mais tarde.

Capítulo 2

FINALIDADE E OBJECTIVOS

OBJECTIVO:

O presente estudo teve como objetivo avaliar o estado de risco das mulheres grávidas numa zona rural, que será utilizado para desenvolver diretrizes para melhorar os serviços maternos.

OBJECTIVOS:

1. Estudar o perfil de saúde das mães grávidas na zona rural
2. Estimar as mães grávidas de alto risco na zona rural.
3. Identificar os factores de risco entre as mães de alto risco.
4. Conhecer as medidas de intervenção de risco necessárias, aplicadas e utilizadas em mães de alto risco.
5. Medir os resultados da gravidez em mães de alto risco e compará-los com os resultados de mães grávidas normais.
6. Ajudar a desenvolver estratégias para mães de alto risco.

Capítulo 3

REVISÃO DA LITERATURA

"Ler não para contradizer e refutar, não para acreditar e dar como certo... mas para pesar e considerar"[11]

Cuidados pré-natais :

N. Bhardwaj, S.B. Hasan, M. Zaheer[12] (1995) realizaram um estudo longitudinal em 212 mulheres grávidas, de maio de 1987 a abril de 1988, para estudar a recetividade aos cuidados maternos (MCR) e descobriram que nenhuma mulher grávida tinha recebido qualquer tipo de cuidados pré-natais do centro de saúde primário durante as suas gravidezes anteriores. Apenas 18,8% das mulheres tinham recebido injecções de toxoide tetânico de médicos privados. Das 212 mulheres, 185 (87,3%) receberam alguns suplementos nutricionais, enquanto 27 (12,7%) não receberam qualquer suplemento. Destas 185 mulheres, 31 (16,7%) não tomaram o suplemento de ferro e ácido fólico que lhes foi dado. A Hb% média foi de 8,9 g/dl. Apenas duas mulheres estavam gravemente anémicas (Hb% entre 5 e 6 g/dl).

Jagdish C. Bhatia e John Cleland[13] (1995) efectuaram um estudo transversal para estudar os factores determinantes dos cuidados maternos e concluíram que 90% das mulheres tinham pelo menos uma consulta de cuidados pré-natais. 38% deram à luz no hospital e em todas as zonas rurais esse valor foi de 29%. 90% das mulheres referiram ter recebido profilaxia com toxoide tetânico e ácido fólico. Neste estudo, foram efectuadas intervenções cirúrgicas em mais de um terço dos partos hospitalares; a episiotomia foi realizada em 23,5% dos casos e 8% destas mulheres tiveram um parto por cesariana.

Marilyn Mcdonagh[14] (1996), no seu artigo de revisão, discutiu se os cuidados pré-natais são eficazes na redução da morbilidade e mortalidade maternas. Um estudo efectuado na Índia concluiu que 87,2% das gravidezes de alto risco tiveram um parto normal, mas que 15% dos casos de alto risco não foram identificados durante o período pré-natal (Abraham e Joseph 1985). 10,5-13,5 kg é o aumento de peso recomendado para uma mulher num país desenvolvido, mas este valor é reduzido para 5-9 kg nos países em desenvolvimento, porque se considera que mais do que isso é impraticável (OMS 1991), ou pode nem sequer ser desejável.

Shelah S Bloom, Theo Lippeveld e David Wypij[15] (1999) efectuaram um estudo na zona urbana de Uttar Pradesh para saber se os cuidados pré-natais fazem a diferença em termos de segurança do parto e descobriram que quase um quarto das mulheres tinha sofrido pelo menos uma morte infantil; mais de um terço destas mulheres tinha perdido dois ou mais filhos. Quase três quartos das mulheres recorreram a um profissional de saúde para o seu parto mais recente e apenas 59% das mulheres deram à luz numa unidade de saúde. 74% das crianças tinham sido totalmente imunizadas e 8% não tinham recebido qualquer imunização.

Zoe Matthews, Shanti Mahendra, Asha Kilaru e Saraswathy Ganapathy[16] (2001) descobriram que um elevado número (56%) de contactos pré-natais reportados ocorreu no 1st trimestre e que este momento do 1st contacto pré-natal está associado a vários factores sociodemográficos, como a casta, a educação, a ordem da gravidez, a idade da mãe, etc. Uma proporção surpreendentemente elevada de mulheres a quem foram receitados suplementos de ferro (85%) referiu tomá-los "regularmente". 36% das mulheres deram à luz numa instituição ou durante o trajeto.

RN Sinha, S Dasgupta, D Pal, NK Mondal, PR Karmakar, B Baur, AK Mandal[17] (2001) descobriram que as mães que efectuaram três ou mais controlos pré-natais variaram entre 54% e 82% nas diferentes zonas de estudo. A cobertura do toxoide tetânico variou entre 83,5% e 93,4%, sendo mais baixa nas zonas de alto risco. Apenas uma pequena parte das mães (12,7% a 23,7%) consumiu 100 ou mais comprimidos de ferro e ácido fólico durante a gravidez. Apenas 21,1% a 38,2% das mães grávidas foram informadas sobre os "sinais de perigo" da gravidez. A proporção de partos em casa variou entre 16,7% (Calcutá) e 72,7% (zonas de alto risco).

Pandey et al[18] (2005) descobriram que 48,54% dos partos eram institucionais. As mães pertencentes a grupos socioeconómicos superiores (82,36%) preferiram os hospitais para o parto e as dos grupos socioeconómicos inferiores (66,6%) e médios (57,3%) preferiram o domicílio. As mães com escolaridade até à licenciatura ou superior (54%) optaram por realizar o parto num hospital. Os partos foram realizados em casa para as mães analfabetas (19%) ou com escolaridade até 5 anos[th] (30%).

Khan et al[19] (2012) efectuaram um estudo transversal em 2 bairros de lata urbanos da cidade de Aligarh e descobriram que 52% de todas as mães tinham pelo menos uma consulta pré-natal. Cerca de 60,5% das mães receberam pelo menos uma injeção contra o tétano durante a gravidez. 79,5% dos partos foram realizados em casa. As práticas perigosas eram comuns nos partos domiciliários.

Alguns factores maternos importantes

Consanguinidade

A.H Bittles[20] (2002), no seu artigo de revisão sobre o impacto da consanguinidade na população indiana, concluiu que a prevalência de casamentos consanguíneos na Índia é de 12,9% e em Maharashtra é de 21,2%. Verificou-se que a mortalidade pós-natal precoce é mais elevada na descendência de uniões consanguíneas, com um máximo de mortes no 1st ano de vida.

Suttur et al[21] (2007) concluíram que a exposição dos pais a produtos químicos, o nível de escolaridade dos pais, os hábitos (tabaco/álcool) do pai, o facto de a mãe não ter sido submetida a um exame pré-natal e a história de abortos anteriores, bem como a consanguinidade, foram considerados factores de risco significativos para a aneuploidia cromossómica.

Mãe trabalhadora

Bratati et al[22] (2003) estudaram se o emprego durante a gravidez é um fator de risco para a mortalidade perinatal e realizaram um estudo de coorte retrospetivo nas fábricas de juta no distrito de Hooghly, em Bengala Ocidental, tendo concluído que existe algum risco de perda perinatal, especialmente de nado-morto, nas mulheres trabalhadoras.

Gravidez na adolescência

Chabra S[23] constatou que, apesar de a idade legal de casamento das raparigas ser 18 anos na Índia: 10-15 por cento do total de gravidezes ocorre em adolescentes (<19 anos)

Banerjee et al[24] (2009) efectuaram um estudo sobre a gravidez na adolescência e descobriram uma prevalência de 24,17% de gravidezes na adolescência. A prevalência de anemia (hemoglobina inferior a 10 gm %) foi mais elevada (62,96%) do que nas mulheres do grupo de controlo (43,5%). O parto prematuro ocorreu significativamente mais no grupo de estudo. A incidência de BPN foi mais elevada entre as adolescentes (65,52%) do que entre as mulheres do grupo de controlo (26,37%)

Vícios

O grande sikh indiano Guru Gobind Singh proibiu os membros da comunidade sikh de fumar. Disse: "O vinho é mau, o cânhamo indiano (bhang) destrói uma geração, mas o tabaco destrói todas as gerações"

A OMS (1997) constatou que 33% de todas as mulheres consumiam alguma forma de tabaco.[25]

Gupta et al[26] (1996) encontraram uma prevalência de 57,5% de consumo de tabaco nas mulheres.

Rani et al[27] (2003) verificaram que a prevalência de mulheres que consumiam qualquer forma de tabaco era de 13,8%.

A prevalência atual da dependência do álcool nos homens, segundo um inquérito nacional aos agregados familiares (2000-2001), é de 21%.[28] Por outro lado, os dados estatísticos relativos às mulheres permanecem vagos e pouco claros. Foi referida como sendo inferior a 5%.[29]

Grover et al[30] efectuaram uma análise retrospetiva de mulheres do norte da Índia que abusavam de substâncias (2005) e referiram que o álcool era a segunda droga de abuso mais comum na sua amostra, na qual a maioria era urbana.

Gravidez de alto risco

Latifa et al[31] (1996), no seu estudo de avaliação dos encaminhamentos pré-natais dos centros de saúde primários para a maternidade e o hospital pediátrico, constataram que 69,6% dos casos apresentavam factores de alto risco durante a gravidez. O analfabetismo das mulheres grávidas afectou a compreensão da importância do processo de encaminhamento. Quase 13% não sabiam o motivo da referenciação. As taxas de referenciação variaram entre 11,5 e 21,12 por cada 100 consultas e muitos factores, como a baixa estatura e/ou a idade inferior a 16 anos, não foram referenciados.

Mubasher Mahmuda , Rai Hameed[32] (2003) estudaram a prevalência e os resultados de gravidezes de alto risco na zona rural de Lahore e concluíram que a prevalência de gravidezes de alto risco na comunidade era de 64,96%. A incidência de gravidezes de alto risco foi mais elevada no estudo de Lahore, uma vez que se tratava de um estudo de base comunitária com uma população total de 10 226 pessoas.

H. Akthar, S Sultana, A Siddique[33] (2009) efectuaram um estudo para avaliar o resultado neonatal em gravidezes de alto risco e concluíram que a incidência de gravidezes de alto risco era de 4,52%. 100 (63,69%) mulheres grávidas da zona rural eram analfabetas. A pré-eclâmpsia e a hipertensão induzida pela gravidez encabeçavam a lista com 30,97% e a gravidez na adolescência, com idades compreendidas entre os 15 e os 19 anos, constituía 17,69%. O estudo mostrou que a cesariana constituiu 70,79% e o parto pré-termo 17,69%.

Patrick et al[34] (2011) realizaram um estudo para avaliar o estado de risco das mulheres grávidas que se apresentavam para cuidados pré-natais numa unidade de saúde rural na Nigéria e descobriram que cerca de um quarto das mulheres (26%) tinha uma gravidez de alto risco, enquanto cerca de um décimo (9,1%) tinha uma gravidez de muito alto risco. A grande maioria das mulheres com gravidez de risco inscreveu-se tardiamente nos cuidados pré-natais; 58,9% inscreveram-se no 2nd trimestre e 37% no 3rd trimestre da gravidez. Das mulheres com gravidez de risco, 79,5% tiveram o parto em casa e 67,1% delas preferiram ter o parto em casa nas suas gravidezes actuais.

Mallarpur et al[35] (2011) efectuaram um estudo transversal de base hospitalar para estudar o desfecho da gravidez entre as mulheres admitidas num hospital terciário (HSK) e para comparar o desfecho da gravidez entre mulheres normais e de alto risco. Entre as mulheres internadas, 37,45% eram normais e 62,55% eram de alto risco. 95% das mulheres de alto risco tiveram parto por LSCS. A relação entre a gravidez de alto risco e o resultado da gravidez por FLC é altamente significativa. A HPI foi encontrada em 13,10% das mulheres. Além disso, as mulheres de alto risco eram mais numerosas nas zonas rurais do que nas zonas urbanas.

Factores de risco elevados - Anemia

K. Kalaivani[36] (2009), no seu artigo de revisão sobre a prevalência e as consequências da anemia na gravidez, descreveu que a prevalência da anemia nos países desenvolvidos é de 14%, nos países em desenvolvimento é de 51% e na Índia é de cerca de 6575%. A Índia contribui com cerca de 80% das mortes maternas devidas a anemia no Sul da Ásia. A anemia por deficiência de ferro é a principal causa de anemia, seguida da deficiência de folato. Uma diminuição da hemoglobina materna para menos de 11 gm/dl está associada a um aumento significativo da taxa de mortalidade perinatal.

S. Bisoi et al[37] (2011) realizaram um estudo descritivo com um desenho transversal para estudar as co-relações da anemia e descobriram que o nível médio de hemoglobina era de 10,1 ± 0,98 gm% e que, no total, 67,8% das mulheres grávidas eram anémicas, sendo que 50,9%, 12,4% e 4,5% tinham graus ligeiro, moderado e grave, respetivamente. A prevalência de anemia foi de 73,8%.

Bankole Henry Oladeinde[38] (2011), no seu estudo em Okada, na Nigéria, descobriu que a prevalência de anemia era de 44,2% e que a gravidez era um fator de risco para a aquisição de anemia. Apenas a idade das mulheres afectava inversamente a prevalência da anemia.

Panigrahi et al[39] (2011), no seu estudo transversal numa zona de favelas, descobriram que a prevalência de anemia era de 60,8% e a análise estatística mostrou que factores epidemiológicos como a idade, a educação dos inquiridos, o estatuto socioeconómico e a história de hemorragia menstrual excessiva estavam significativamente associados à anemia.

Pushpa O. Lokare Et Al[40] (2012), no seu estudo em Aurangabad sobre a prevalência da anemia, descobriram que a prevalência global de anemia entre as mulheres grávidas era de 87,21%.

Pré-eclâmpsia

Alex et al[41] (1987) descobriram que a hipertensão induzida pela gravidez (HIP) é a complicação mais comum da gravidez e afecta até 12% das gravidezes. A pré-eclampsia foi a causa mais comum (91,7%) de hipertensão durante a gravidez e a hipertensão crónica esteve presente em 8,3% das pacientes.

Ales et al[42] (1987) descobriram que a pré-eclampsia é a principal causa de 23%

de todos os bebés viáveis com baixo peso à nascença.

Grande multípara

LC Ikeako e L Nwajiaku[43] (2010), no seu estudo retrospetivo sobre os problemas da grande multiparidade, descobriram que a incidência da grande multiparidade era de 7,53%. 69,7% pertenciam às classes sociais baixas IV e V. A anemia durante a gravidez era mais frequente nestas mulheres e a mortalidade materna foi de 22,2/1000 no grupo de estudo.

Morbilidade materna

Bharade et al[44] (2012) verificaram que a idade materna > 30 anos estava associada a uma mortalidade elevada (68,2%). A maioria das mulheres foi admitida no terceiro trimestre (50 pacientes) e no período pós-parto (41 pacientes).

Bang et al[45] (2004) realizaram um estudo observacional prospetivo para estimar a morbilidade materna durante o trabalho de parto e o puerpério em casas rurais e descobriram que a incidência de morbilidade materna era de 52,6%, 17,7% durante o trabalho de parto e 42,9% durante o puerpério. As morbilidades intraparto mais comuns foram o trabalho de parto prolongado (10,1%), a rotura prolongada de membranas (5,7%), a apresentação anormal (4,0%) e a hemorragia pós-parto primária (3,2%). Um terço das mães necessitava de cuidados médicos: 15,3% necessitaram de cuidados obstétricos de urgência e 24,0% necessitaram de cuidados médicos não urgentes.

Ola A. Aki et al[46] (2011) descobriram que cerca de três quartos das mulheres referiram ter qualquer morbilidade obstétrica (72,6%) ou ginecológica (75,6%). O problema obstétrico mais frequentemente referido foram os sintomas de anemia grave (43,8%), ao passo que os sintomas de IRA inferior (51,2%) e ITU (35%) foram os problemas ginecológicos mais comuns. Globalmente, 58,5% dos participantes procuraram tratamento para qualquer morbilidade, tendo a maioria procurado os serviços do sector público (80%).

Iyengar et al[47] (2009) realizaram um estudo para determinar a causa de morte e o comportamento de procura de cuidados e descobriram que as causas obstétricas diretas e indirectas foram responsáveis por 58% e 29% das mortes, respetivamente; 12% foram mortes relacionadas com lesões. 65% das mulheres procuraram assistência médica e 29% foram hospitalizadas. A perceção da família de não poder pagar o tratamento em hospitais distantes foi uma barreira importante para a procura de cuidados, e 60% das que procuraram cuidados tiveram de pedir dinheiro emprestado para o tratamento.

Mayank et al[48] (2001), no seu estudo destinado a avaliar a prevalência e as correlações de morbilidade em mulheres grávidas num bairro de lata urbano de Nova Deli, concluíram que a prevalência de morbilidades "graves" comunicadas durante a gravidez era a seguinte: hemorragia durante o período pré-natal (4,7%), hipertensão arterial (5,2%), convulsões (cinco mulheres) e um historial de fuga em 3%. Entre as "outras morbilidades importantes", os sintomas de anemia foram frequentemente referidos (44%), seguidos de inchaço da face, das mãos ou dos pés (28%) e de sintomas sugestivos de infeção do trato urinário (26%).

Doenças médicas na gravidez

Diabetes

Purandare et al[49] (2012) verificaram que a prevalência de DMG na Índia varia entre 9,9% na população rural e 17,8% nas zonas urbanas.

Gajjar F, Maitra NK[50] (2005) descobriram no seu estudo que a taxa de deteção de hiperglicemia gestacional ligeira (HGL) foi de 6,8% e a de diabetes mellitus gestacional (DMG) foi de 2,6%. A hipertensão induzida pela gravidez e o descolamento da placenta foram significativamente associados à HMG/DMG. Os bebés nascidos de mulheres com MGH ou GDM tinham oito vezes mais probabilidades de ter hipoglicemia e três vezes mais probabilidades de ter iterícia que necessitava de fototerapia, em comparação com os bebés nascidos de mulheres sem MGH ou GDM.

Doença cardíaca

Pratibha et al[51] (2010) realizaram um estudo para avaliar os riscos maternos e fetais em mulheres com vários tipos de cardiopatias congénitas através de um estudo prospetivo dos resultados da gravidez em 112 mulheres com cardiopatias congénitas e concluíram que 62,39% tiveram um parto vaginal e 37,62% tiveram uma cesariana. Os nados vivos foram 98,18%. O PNM foi de 1,81%. A RMM foi de 1,78%. Registou-se uma taxa elevada de HPI - 23,63%, BPN - 44,54% e RCIU - 38,18%.

Pratibha et al[52] (2009) realizaram um estudo para analisar o resultado da gravidez na cardiopatia reumática crónica (CRHD) e descobriram que 80,5% das mulheres tinham um envolvimento valvular único com estenose mitral (EM) predominante em 48,5% e 28% estavam na classe III e IV da New York Heart Association (NYHA). 66,5% (133/200) foram diagnosticadas durante a gestação índice. 73,5% tiveram parto vaginal - 30 (15%) tiveram parto induzido.

Resultados obstétricos

LSCS

As taxas de SC a pedido, na ausência de qualquer indicação específica, estão a aumentar.

Mackenzie et al[53] (2003) observaram que o pedido materno foi uma das principais indicações para a cesariana (23%) em 1996. A obstetrícia defensiva é outra razão comum para as altas taxas de cesariana. Observou-se que 82% dos médicos realizaram a cesariana para evitar reclamações por negligência.

Haresh et al[54] (2009) descobriram que os resultados mostraram que a cesariana anterior, a hipertensão grave induzida pela gravidez, a falha na indução do parto e os casos de infertilidade tratados estão agora a aumentar entre as indicações para cesariana

Abha et al[55] (2009) realizaram um estudo para analisar a cesariana e descobriram que a taxa global de cesarianas passou de 26,2% em 2006 para 20,7% em 2007.

Partos normais

DW Khandait, NN Ambadekar, SP Zodpey, ND Vasudeo[56]
(2000) efectuaram um estudo para detetar o risco de nado-morto em diferentes idades maternas e concluíram que a taxa de nados-mortos era de 2,5%, significativamente associada ao aumento da idade materna. A gravidez na adolescência e a gravidez na terceira idade apresentavam um risco significativo de nado-morto em comparação com o grupo etário dos 20-29 anos.

Bebé com baixo peso à nascença

U.H Gawande, M.S Pimpalgaonkar, S.H Bethariya[57] (1994) efectuaram um estudo transversal para estudar os determinantes biossociais do peso à nascença nas zonas rurais e urbanas de Nagpur e descobriram que a proporção de BPN era mais elevada nas mães adolescentes (41,9%) e aumentava novamente para além dos 30 anos. 43,9% das grandes multíparas deram à luz bebés com BPN. A proporção de bebés com BPN nas classes IV e V foi significativamente mais elevada (67,8%) do que na classe I (8,1%) e nas classes II e III (28,7%). 39,5% das mães que deram à luz bebés com BPN eram analfabetas ou tinham apenas o ensino primário.

B S Deswal, J V Singh, D Kumar[58] (1999) realizaram um estudo de caso-controlo com base num hospital e verificaram que a proporção global de bebés com baixo peso à nascença era de 21,8% entre os nados-vivos hospitalares e de 30,9% entre os nascidos de mães com menos de 30 anos de idade. O baixo peso materno, a subnutrição, a falta de cuidados pré-natais, o curto intervalo entre gravidezes e a toxemia da gravidez foram factores independentes que aumentaram significativamente o risco de baixo peso à nascença.

R.K Sharma, P.P.S Cooner, A.S Sekhon, D.S Dhaliwal, Kamaljit Singh[59] (1999) estudaram o efeito da nutrição materna no baixo peso à nascença e concluíram que a incidência global de BPN era de 19,1%. A incidência mais baixa (17%) de BPN foi observada em mães com níveis de hemoglobina iguais ou superiores a 10 gm/dl e registou-se uma melhoria do peso à nascença à medida que os níveis de hemoglobina aumentavam. A incidência de BPN foi máxima (26,6%) nas mães com altura inferior a 150 cm.

Ryan et al[60] (2000) descobriram que o BPN é considerado o fator de previsão mais importante da mortalidade infantil, especialmente das mortes no primeiro mês de vida.

Rao et al[61] (2007) descobriram que a prevalência de BPN na zona rural de Haryana era de 24,3%.

R. Biswal et al[62] (2008) efectuaram um estudo epidemiológico baseado na comunidade e descobriram que o BPN entre os recém-nascidos do sexo masculino e feminino era de 29,5% e 32,6%, respetivamente.

Ashtekar et al[63] (2010) efectuaram um estudo analítico para explorar as alterações no peso à nascença num período de 1989 a 2007 e as respectivas associações e descobriram que a prevalência global de BPN era de 24%.

Capítulo 4

MATERIAIS E MÉTODOS

Perfil da área de estudo:

A área de estudo era a área de serviço do centro de saúde primário, com uma população aproximada de 42000 habitantes. A área de estudo fica a cerca de 25 km do hospital distrital mais próximo. Tem boas ligações rodoviárias. Existem três escolas primárias, cada uma com Marathi, Kannada e Urdu como meio de ensino. A aldeia está electrificada. A principal fonte de água potável provém de poços escavados. O centro de saúde primário e os seus subcentros prestam cuidados de saúde completos à população.

N.º de médicos privados na zona de estudo: 6

1. B.A.M.S - 4
2. R.M.P - 2

Indicadores de saúde da APS.

Taxa bruta de natalidade	22
Taxa de mortalidade	7
I.M.R	50
M.M.R	212

Tipo e conceção do estudo :

Estudo descritivo de base comunitária com um desenho longitudinal.

Período de estudo :

1st janeiro de 2011 a 30th outubro de 2012.

Quadro de amostragem :

Todas as mulheres grávidas registadas na área de prática de campo rural sob a alçada do Centro de Saúde Primário.

População do estudo :

A população do estudo foi constituída por 400 mulheres grávidas registadas pelos profissionais de saúde nos CSP após junho de 2010.

Tamanho da amostra :

A dimensão da amostra foi estimada para uma população infinita utilizando a fórmula com um intervalo de confiança de 95%[64]

$$N = (Z_{1-\alpha/2})^2 pq / L^2$$

$$N = \frac{(1.96)^2 \times p \times q}{L^2}$$

$$= \frac{3.84 \times 20 \times 80}{4^2}$$

$$= 384$$

[Onde, p = prevalência estimada de GRAVIDEZ DE ALTO RISCO= 20%

q = 100-p
= 100-20=80

L= erro admissível, [20% de p= 4]

Assim, foi selecionado para o estudo um total de **400** mulheres grávidas.

Unidade de amostragem: Mulheres grávidas registadas na área de estudo.

Técnica de amostragem: Foi elaborada uma lista de todas as mulheres grávidas registadas no P.H.C. e foi utilizada a técnica de amostragem aleatória simples para selecionar 400 mulheres grávidas do total de mulheres grávidas registadas na zona rural do P.H.C

Critérios de inclusão:

1. Todas as mulheres grávidas registadas após junho de 2010.

Critérios de exclusão:

2. Mulheres grávidas que não planeiam permanecer na área de estudo durante o período de estudo.
3. Mulheres grávidas cuja data prevista de parto seja anterior a 1st de janeiro de 2011.

Recolha de dados:

Os dados foram recolhidos com recurso a um questionário pré-concebido e pré-testado, através do método de entrevista pessoal, de janeiro de 2011 a setembro de 2011.

Estudo-piloto:

Foi realizado um estudo-piloto com 50 inquiridos. Após a análise das respostas, foram efectuadas algumas alterações necessárias. O questionário foi assim finalizado. Os dados obtidos no estudo-piloto não foram incluídos na análise final.

Entrevista com o inquirido:

Um único investigador formado recolheu os dados através de entrevistas pessoais às mulheres grávidas. Todas as que preenchiam os critérios de inclusão eram elegíveis para participar no estudo.

As mulheres grávidas selecionadas para o estudo receberam explicações sobre o objetivo do estudo através da utilização da ficha de informação do inquirido, que foi preparada em duas línguas, nomeadamente Marathi e Hindi, em palavras simples.

Foi solicitada a ajuda do médico responsável e das ANMs nos dias mensais de ANC e nos campos de gravidez de alto risco para explicar às grávidas assimiladas e aos outros profissionais de saúde o objetivo do estudo e a sua importância.

Antes do estudo, foi obtido o consentimento informado por escrito, que foi assinado pelas mulheres grávidas e pelo investigador.

As entrevistas com as mulheres grávidas foram efectuadas com recurso a um questionário previamente concebido e testado. As perguntas foram colocadas e foi dado tempo suficiente entre as perguntas para que o inquirido pensasse, compreendesse e respondesse.

As informações recolhidas incluem informações sobre a família, registos de saúde, resultados obstétricos, exames físicos e laboratoriais e perguntas sobre a intervenção e os resultados. A altura e o peso foram medidos no final da entrevista. Seguiu-se um exame geral e sistémico completo.

Só foram estudados os exames laboratoriais efectuados nos PHC, que incluíam a hemoglobina, a determinação do grupo sanguíneo, a albumina na urina, o açúcar na urina e o teste do VIH. Para a identificação e o contacto inicial, foi obtida a ajuda de assistentes sociais médicos, ASHA e trabalhadores de Anganwadi para minimizar as não respostas.

As 400 mulheres grávidas selecionadas para o estudo foram seguidas até à ocorrência do desfecho da gravidez. A maioria das inquiridas tinha sido visitada duas ou três vezes. A taxa de resposta foi de 100 por cento.

Nos casos de partos em casa, recorreu-se à ajuda da ASHA e de outros profissionais de saúde de vários subcentros para localizar as casas e recolher informações sobre o resultado.

Ferramentas de estudo :

a) Programa de entrevista previamente concebido, constituído por perguntas-padrão relacionadas com os factores sócio-demográficos , história ginecológica e obstétrica, história de gravidezes anteriores e das intervenções efectuadas nessa altura; e história pessoal. Além disso, o questionário também incluía perguntas sobre a história clínica passada e presente, os factores de alto risco, seguidos de um exame geral e sistémico. Também foram colocadas perguntas sobre as intervenções efectuadas e utilizadas e se estas foram satisfatórias.
b) Após o parto, o resultado foi avaliado pelo peso do bebé à nascença (no caso dos nados-vivos) e pelo estado da mãe e do bebé. As medições de peso foram registadas com uma aproximação de 100 g, utilizando o aparelho de pesagem de Salter e uma máquina de pesagem normal.
c) A pressão arterial foi medida com um esfigmomanómetro de mercúrio normal e a auscultação com um estetoscópio.
d) A altura das fêmeas foi registada com uma aproximação de 0,1 cm, utilizando uma vara antropométrica.
e) Foram estudadas todas as investigações efectuadas nos PHC, como a estimativa da hemoglobina, a determinação do grupo sanguíneo e também a dosagem de albumina/açúcar na urina e o teste do VIH.

Análise dos dados:

Os dados, após a recolha, foram editados para detetar e corrigir erros. A codificação foi efectuada através da atribuição de valores numéricos. Todos os dados registados foram transcritos para uma tabela principal. A classificação dos dados numéricos e descritivos foi efectuada utilizando técnicas estatísticas adequadas. Os resultados foram tabulados e apresentados no relatório. A análise descritiva e inferencial dos dados foi efectuada através da utilização de métodos apropriados, utilizando testes de hipóteses e aplicando testes de significância adequados. Uma parte dos dados foi apresentada através da construção de diagramas adequados. Todo o processo de análise dos dados foi efectuado com recurso ao software SPSS versão 16. A interpretação dos dados foi estabelecida através da ligação dos resultados do presente estudo com os de outros, juntamente com algumas reflexões explicativas.

Glossário (definições operacionais):

1. **Tipo de família**[1,65]

   Família nuclear: Trata-se de um tipo básico de família com um casal casado e os seus filhos, enquanto estes ainda são considerados dependentes.

   Família conjunta: Família conjunta ou alargada As famílias nucleares de irmãos, em que o membro masculino mais velho detém a posição de autoridade, são designadas por família conjunta.

   Família de três gerações: Trata-se de um agregado familiar em que há representantes de três gerações. É constituída por um homem, a sua mulher, os seus filhos solteiros, os filhos casados, a mulher do filho e os seus filhos solteiros.

2. **Profissão**:- para o presente estudo, as profissões foram classificadas como
   - **Trabalho doméstico** - quando a mulher não exerce uma atividade remunerada, mas faz apenas o seu trabalho doméstico quotidiano.
   - **Trabalho produtivo** - as mulheres que têm um emprego remunerado noutro local.

3. **Estatuto socioeconómico**

O estatuto socioeconómico sugerido por B.G.Prasad[65] foi adotado e modificado de acordo com o Índice de Preços no Consumidor de Toda a Índia (AICPI) com base em 1960 para o mês de julho de setembro de 2011, que é 4443[66]

Fórmula do fator de multiplicação (M.F.)

$$M.F. = \frac{\text{Value of AICPI} \times 4.93}{100}$$

$$= \frac{4443 \times 4.93}{100} \approx 219$$

Os limites originais do rendimento inferior foram multiplicados pelo fator de multiplicação e o produto foi arredondado para a rupia mais próxima. O rendimento per capita da família foi calculado e as famílias foram classificadas em cinco classes, de acordo com a classificação modificada de B.G. Prasad.

Classe social	Como sugerido por Prasad (1961) Rs/-	Proposta alterada para o mês de julho-setembro de 2011 Rs/-
I-Superior	100 e superior	21900 e superior
II- Médio Superior	50-99	10950-21899

III-Médio inferior	30-49	6569-10949
IV-Superior Inferior	15-29	3285-6569
V-Baixo	Abaixo de 15	3285

Cada mãe participante foi questionada sobre o rendimento total da sua família em dinheiro e em géneros. Se o rendimento fosse em géneros, era convertido em dinheiro, de acordo com o preço de mercado em vigor. De acordo com a declaração da participante e contraprova com a profissão. Os rendimentos de todos os membros da família que auferem rendimentos foram considerados em conjunto. Em seguida, foi calculado o rendimento mensal per capita da família e as famílias foram classificadas em cinco classes, de acordo com a classificação de B.G. Prasad.

Rendimento per capita: Rendimento mensal total dividido pelo total de unidades da família. As crianças com menos de 12 anos de idade foram consideradas como meia unidade.

4. **Educação**[67] :
    - **Analfabeto:** Uma pessoa que não sabe ler ou escrever. Esta categoria inclui também aqueles que apenas sabem assinar ou reproduzir a mesma escrita mecanicamente, sem significado.
    - **Alfabetizado:** De acordo com o recenseamento da Índia, "qualquer pessoa capaz de ler e escrever de forma compreensível em qualquer língua" é considerada alfabetizada.
    - **Primário:** Os que estudaram até ao 4º ano.
    - **Secundário:** os que estudaram do 5º ao 10º ano.
    - **Secundário superior:** uma pessoa que tenha obtido um certificado de ensino secundário superior de qualquer organismo de ensino.
    - **Licenciado:** Uma pessoa que obteve um diploma de uma universidade.
    - **Pós-graduado:** Pessoa que obteve um diploma de pós-graduação em qualquer universidade.
5. **Consanguinidade:** O casamento consanguíneo de uma mulher grávida é definido como o casamento entre parentes de sangue, como primos em primeiro grau, tio-sobrinho, etc.
6. **Momento do registo**: é definido em termos de semanas de gestação no momento do registo de ANC. É classificada utilizando uma escala ordinal como <12 semanas e > 12 semanas.[1]
7. **N.º de consultas de ANC**: é definido como o número de vezes que a grávida foi submetida a controlos pré-natais e categorizado e medido utilizando uma escala ordinal como <3 controlos e >3 controlos.[1]
8. **Parto a termo**: é definido como o bebé nascido entre as 38-42 semanas de gravidez. Respondido como sim ou não.[3]

9. **Tipo de parto**: O parto é definido como a expulsão ou extração de um feto viável para fora do útero. O parto pode ser um parto vaginal normal não assistido ou pode ser assistido, ou seja, uma cesariana ou exigir uma instrumentação.[3]
10. **Peso à nascença:** É definido como o peso do recém-nascido medido à nascença ou nas 48 horas seguintes ao parto e anotado pelo profissional de saúde/trabalhador de anganwadi no cartão de ANC/PNC ou no respetivo registo de ANC/imunização. O peso real é classificado utilizando diferentes pontos de corte.
11. **Baixo peso à nascença:** O peso à nascença inferior a 2500 gm foi considerado como baixo peso à nascença[68,70]
12. **Gravidez de alto risco:** Uma gravidez que apresente pelo menos um dos seguintes factores de risco, de acordo com os critérios da OMS, é considerada uma gravidez de alto risco.

Segundo a OMS:

FACTORES DE ALTO RISCO: -[1,3,69]

1. **Idosas primíparas**: Define-se como mulheres que tiveram a sua 1st gravidez com idade igual ou superior a 30 anos.
2. **Primíparas de baixa estatura**: define-se como as mulheres que têm a sua 1st gravidez com uma altura igual ou inferior a 140 cm.
3. **Hemorragia anteparto** : É definida como uma hemorragia do ou para o trato genital após a 28th semana de gravidez, mas antes do nascimento do bebé.
4. **Ameaça de aborto**: É uma entidade clínica em que o processo de aborto espontâneo se iniciou, mas não progrediu para um estado a partir do qual a recuperação é impossível. As principais queixas são hemorragia P.V.
5. th**Pré-eclâmpsia**: É definida como uma doença multissistémica de etiologia desconhecida, caracterizada pelo desenvolvimento de hipertensão arterial de 140/90 mm Hg ou mais, com proteinúria após a 20.ª semana, numa mulher previamente normotensa e não proteinúrica. Com base na pressão arterial da doente e noutros sintomas e antecedentes, a doente foi classificada como tendo ou não HPI.

   A pré-eclâmpsia, quando complicada com convulsões tónico-clónicas generalizadas e/ou coma, é denominada eclâmpsia.
6. **Anemia**: Um nível de hemoglobina inferior a 10 gm/dl em qualquer altura da gravidez é considerado anemia (OMS 1993; CDC, 1990)
7. **Gémeos**: Quando mais do que um feto se desenvolve simultaneamente no útero, chama-se gravidez múltipla. O desenvolvimento de 2 fetos em simultâneo no útero é designado por variedade gemelar.
8. **Hidrâmnio**: A acumulação excessiva de liquor amnii que causa desconforto à paciente e/ou quando é necessária uma ajuda imagiológica para fundamentar o diagnóstico clínico da mentira e da apresentação do feto.
9. **Nado-morto anterior**: É definido como a morte de um feto com peso igual ou superior a 1000gm (o que equivale a 28 semanas de gestação).
10. **Morte intra-uterina anterior**: É definido como todos os óbitos fetais com peso igual ou superior a 500gm ocorridos durante a gravidez (óbito anteparto) ou durante o trabalho de parto (intraparto).
11. **Grandes multíparas idosas**: Uma grande multípara refere-se a uma mãe grávida que teve anteriormente 4 ou mais partos viáveis.

12. **Gravidez prolongada**: É definida como uma gravidez que continua para além de 2 semanas da data prevista para o parto, ou seja, 42 semanas completas (> 294 dias)
13. **Previous LSCS**: É definida e avaliada como a resposta direta do sujeito à pergunta. A cesariana é um procedimento operatório através do qual os fetos após o final da 28th semana são libertados através de uma incisão nas paredes abdominal e uterina. A cesariana refere-se a uma incisão efectuada no segmento inferior através de uma abordagem trans-peritoneal. Inclui mulheres com antecedentes de cesariana do segmento inferior na gravidez anterior. A resposta foi sim ou não.
14. **Antecedentes de anemia grave numa gravidez anterior**: Define-se como tendo anemia grave, ou seja, níveis de Hb inferiores a 7gm% na gravidez anterior, com base em provas documentais.

Capítulo 5

OBSERVAÇÕES E RESULTADOS

Nesta parte, as conclusões e inferências do presente estudo de investigação são explicadas com a ajuda de quadros, figuras e utilização de testes estatísticos. Aqui, os resultados são categorizados e organizados logicamente em diferentes grupos, de acordo com os objectivos.

- A primeira parte descreve as caraterísticas sócio-demográficas e reprodutivas, as co-morbilidades, os cuidados pré-natais recebidos, os resultados da gravidez e as caraterísticas do parto de 400 mulheres grávidas.
- A segunda parte descreve as caraterísticas quantitativas e qualitativas (caraterísticas sócio-demográficas e reprodutivas e cuidados de ANC recebidos) das mães de alto risco.
- A terceira parte descreve as intervenções necessárias, os resultados da gravidez e as caraterísticas do parto nas grávidas de alto risco em comparação com as grávidas normais.

Parte I: Caraterísticas sócio-demográficas e reprodutivas, co-morbilidades, cuidados pré-natais recebidos, resultados da gravidez e caraterísticas do parto de 400 mulheres grávidas.

Tabela 1: Distribuição das 400 gestantes de acordo com as caraterísticas sócio-demográficas.

Caraterística	**Classificação**	**Não. (N=400)**	**Percentagem**
Grupo etário	<20	59	14.7
(anos)	20-30	319	79.7
	>30	022	5.6
Religião	Hindu	272	68.0
	Muçulmano	76	19.0
	Budista	52	13.0

Educação	Analfabeto	163	40.7
	Primário	102	25.6
	Secundário	115	28.7
	Superior-	16	04.0
	secundário Graduado e superior	4	01.0
Ocupação	Trabalho doméstico	333	83.2
	Trabalho produtivo	67	16.8
Tipo de família	Família nuclear	138	34.5
	Família conjunta	209	52.2
	Três gerações	53	13.3
	família		
Socio-	I-Superior	5	1.2
económico	II-Superior Médio	14	3.5

estado*	III-Baixo Médio	42	10.5
	IV-Superior Inferior	166	41.5
	V-Baixo	173	43.3
Tabaco	Presente	100	25.0
dependência	Ausente	300	75.0
*De acordo com a classificação modificada de B.G. Prasad[79]			

Os factores sócio-demográficos desempenham um papel importante na decisão sobre a gravidez, os cuidados a ter com a gravidez e o seu resultado. A tabela no. 1 mostra que, de um total de 400 mulheres grávidas, 59 (14,7%) tinham menos de 20 anos e 22 (5,6%) tinham mais de 30 anos de idade, enquanto a maioria, ou seja, 319 (79,7%), tinha entre 20 e 30 anos de idade.

A maioria, ou seja, 272 (68%) mulheres, pertence à religião hindu, seguida de 76 (19%) muçulmanas e 52 (13%) budistas.

Das 400 mulheres, 163 (40,8%) eram analfabetas e as restantes 237 (59,2%) eram alfabetizadas. Entre as mulheres alfabetizadas, 102 (25,6%) estudaram até ao ensino primário, 115 (28,7%) estudaram até ao ensino secundário, 16 (4%) estudaram até ao ensino secundário superior e apenas 4 (1%) tinham formação até à licenciatura ou superior.

Entre as 400 grávidas, 333 (83,2%) eram donas de casa e 67 (16,8%) exerciam algum tipo de atividade produtiva.

A distribuição das mulheres segundo o tipo de família mostra que cerca de um terço, ou seja, 138 (34,5%), pertencia a uma família nuclear, enquanto 209 (52,2%) pertenciam a uma família conjunta e 53 (13,3%) pertenciam a uma família de três gerações.

De acordo com a classificação modificada de B.G. Prasad, 5 (1,2%) pertenciam à classe alta, 14 (3,5%) à classe média alta, 42 (10,5%) à classe média baixa, 166 (41,5%) à classe baixa alta e a maioria, ou seja, 173 (43,3%), à classe baixa.

Além disso, a Tabela 1 mostra que, de 400 mulheres, 100 (25%) eram dependentes do tabaco.

Tabela 2: Distribuição das 400 gestantes de acordo com as caraterísticas reprodutivas.

Caraterística reprodutiva	Classificação	Não. (N=400)	Percentagem
Idade do casamento	<18	80	20.0
(anos)	18-25	318	79.5
	>25	2	0.5
Idade da primeira gravidez	<20	170	42.5
	20-30	224	56.0
	>30	6	1.5
Historial de casamentos consanguíneos	Casamento consanguíneo Casamento não onsanguíneo	20 380	5.0 95.0
Estado da gravidez	Primigrávida	158	39.5
	Multi-gravídicos	242	60.5
Estado de paridade	0	166	41.5

	1	152	38.0
	2	63	15.7
	3	8	2.0
	>4	11	2.8

A tabela 2 mostra que, de um total de 400 mulheres, 80 (20%) casaram antes da idade legalmente permitida de 18 anos. A maioria, ou seja, 318 (79,5%) casaram entre a idade ideal para o casamento, entre 18 e 25 anos, e apenas 2 (0,5%) casaram acima dos 25 anos.

A gravidez na adolescência é perigosa tanto para a mãe como para a criança e afecta também futuras gravidezes. Das 400 mulheres grávidas, 170 (42,5%) tinham menos de 20 anos quando tiveram a sua primeirast gravidez, 224 (56,0%) tinham entre 20 e 30 anos e as restantes 6 (1,5%) tinham mais de 30 anos.

Das 400 mulheres grávidas, 20 (5%) tinham antecedentes de casamento consanguíneo.

Do total de 400 gestantes, 158 (39,5%) eram primigestas e 242 (60,5%) eram multigestas.

Das 400 grávidas, 152(38%) eram primíparas (P1), 63(15,7%) eram 2nd para (P2), 8(2%) eram 3rd para (P3) e 11(2,8%) tinham uma paridade de 4 ou mais.

Tabela 3: Distribuição das grávidas de acordo com a altura, o peso durante a gravidez e o nível de hemoglobina.

Caraterísticas	**Classificação**	**N.º (N=40 0)**	**Por cento**	**Média ± S.D**
Altura	<140	23	5.8	149.5 ±
(cm)	141-145	77	19.2	10.72
	146-150	114	28.5	
	151-155	144	36.0	
	156-160	38	9.5	

	>160	4	1.0	
Aumento de peso	5-7	80	20.0	8.87 ± 1.94
(Kg)	8-10	256	64.0	kg
	11-13	56	14.0	
	14-16	4	1.0	
	>16	4	1.0	
Hemoglobina	Sem anemia	32	8.0	10.10 ± 1.02
n	(Hb> 11gm %)			
Nível	Anemia ligeira			
(Hb%)	(Hb= 10-11gm %)	210	52.5	
	Moderado	156	39.0	
	anemia (Hb= 7-10gm %)	2	0.5	

	Anemia grave (Hb < 7gm %)			

A tabela nº 3 mostra que das 400 mulheres, 23(5,8%) tinham altura igual ou inferior a 140 cm. 77(19,2%) tinham uma altura entre 141-145 cm, 114(28,5%) tinham uma altura entre 146-150 cm, 144(36%) tinham uma altura entre 151-155 cm, 38(9,5%) tinham uma altura entre 156-160 cm e 4(1%) tinham uma altura superior a 160 cm. A altura média foi de 149,5 cm com um desvio padrão de 10,72 cm.

Além disso, das 400 mulheres, 80 (20%) tiveram um aumento de peso de 5-7 kg, a maioria, ou seja, 256 (64%), teve um aumento de peso de 8-10 kg, 56 (14%) tiveram um aumento de peso de 11-13 kg, 4 (1%) tiveram um aumento de peso de 14-16 kg e 4 (1%) tiveram um aumento de peso superior a 16 kg. O ganho de peso médio durante a gravidez foi de 8,87 kg, com um desvio padrão de 1,94 kg

A tabela acima mostra que, das 400 mulheres, 32 (8%) tinham um nível de hemoglobina superior a 11 gm% e 210 (52,5%) tinham um nível de hemoglobina entre 10-11 gm%. 156 (39%) tinham um nível de hemoglobina entre 7-10 gm% e 2 (0,5%) tinham um nível de hemoglobina inferior a 7 gm%. O nível médio de hemoglobina foi de 10,10 gm% com um desvio padrão de 1,02 gm%

Tabela 4: Distribuição das mulheres grávidas de acordo com o problema de saúde passado ou presente.

Problema de saúde	**Não. (N=400)**	**Percentagem**
Atualmente, PA elevada e convulsões h/o (pré-eclâmpsia)	49	12.2
Passado h/o PIH	13	3.3
Antecedentes de nado-morto, morte neonatal ou bebé com deformação congénita	8	2.0

Passado h/o LSCS	26	6.5
Hospitalização anterior h/o	4	1.0
Passado h/o transfusão de sangue	6	1.5
Antecedentes de anemia grave na gravidez anterior	2	0.5
H/o doença cardíaca	1	0.2
H/o Hemorragia vaginal	3	0.8

A tabela no. 4 mostra que, de um total de 400 mulheres, 49 (12,2%) tinham uma história atual de aumento da pressão arterial, convulsões, 13 (3,3%) tinham uma história passada de hipertensão induzida pela gravidez, 8 (2%) tinham uma história passada de nado-morto, morte neonatal ou deformação congénita do bebé, 26 (6.5%) tinham antecedentes de FLC, 4(1%) tinham antecedentes de hospitalização, 6(1,5%) tinham antecedentes de transfusão de sangue, 2(0,5%) tinham antecedentes de anemia grave em gravidez anterior. Além disso, 1 (0,2%) tinha uma doença cardíaca e 3 (0,8%) tinham hemorragia vaginal, ou seja, hemorragia anteparto.

Quadro 5: Distribuição das mulheres grávidas de acordo com os cuidados pré-natais recebidos

ANC recebido	**N.º (N=400)**	**Percentagem**

Hora do registo		
<3 meses	106	26.5
>3 meses	294	73.5
Ingestão de comprimidos de ferro e ácido fólico		
Tomada	380	95.0
Não aceite	020	5.0
Injecções de TT nas fêmeas		
Recebido	392	98.0
Não recebido	008	02.0
N.º de consultas de ANC		
<3	139	34.8
>3	261	65.2

A tabela n.º 5 mostra que, de um total de 400 mulheres, 106 (26,5%) registaram a gravidez até aos 3 meses de idade gestacional e as restantes 294 (73,5%) registaram-na após os 3 meses de idade gestacional. Das 400 mulheres, 380 (95%) grávidas tomaram os comprimidos de ferro/ácido fólico e 20 (5%) não os tomaram. Das 400 mulheres, 392 (98%) receberam a injeção de toxoide tetânico e 8 (2%) não a receberam. Das 400 mulheres, 139 (34,8%) tiveram menos de 3 consultas de ANC e 261 (65,2%) tiveram 3 ou mais de 3 consultas de ANC.

Tabela 6: Distribuição das mulheres de acordo com as caraterísticas do parto.

Caraterísticas de entrega	**Classificação**	**Não. (N=395*)**	**Percentagem**
Idade gestacional	Prazo total Pré-prazo Pós-prazo	352 024 018	89.1 6.1 4.8
Local de	Hospital	338	85.6
entrega	Início	057	14.4
Pessoa	Médico	293	74.2
condução	ANM	072	18.2

entrega	Dai treinado	030	07.6
Necessidade de	Não é necessário	343	86.9
assistência	LSCS/outra assistência necessária	052	13.1
Peso à nascença de	<2,5 kg.	88	22.2
bebé nascido	>2,5 kg.	307	77.8

*excluindo 5 mulheres que terminaram em aborto

Dos 395 partos, 352 (89,1%) foram a termo. Os restantes 24 (6,1%) foram partos pré-termo e 18 (4,9%) foram partos pós-maturidade. Dos 395 partos, 338 (85,6%) foram realizados no hospital e apenas 57 (14,4%) foram realizados em casa. Dos 395 partos, 293 (74,2%) foram efectuados por um médico, 72 (18,2%) por uma MNA e 30 (7,6%) por um dai com formação. A maioria dos partos, ou seja, 343 (86,9%) foram partos normais que não necessitaram de qualquer assistência, enquanto 52 (13,2%) necessitaram de cesarianas de segmento inferior ou de outra assistência. Dos 395 nados-vivos, 88 (22%) eram bebés com BPN, pesando menos de 2,5 kg.

Tabela 7. Distribuição das mulheres de acordo com o resultado da gravidez

Resultado da gravidez	**N.º (N=400)**	**Percentagem**

Nascimento vivo	395	98.8
Parto normal	0	
Aborto	5	1.2
Morte materna	0	

A tabela n.º 7 mostra que, de um total de 400 grávidas, 395 (98,8%) tiveram nados-vivos e os restantes 5 (1,2%) abortaram. No presente estudo não se registou nenhum nado-morto ou morte materna.

Figura n.º 1 que mostra o resultado da gravidez em 400 mulheres

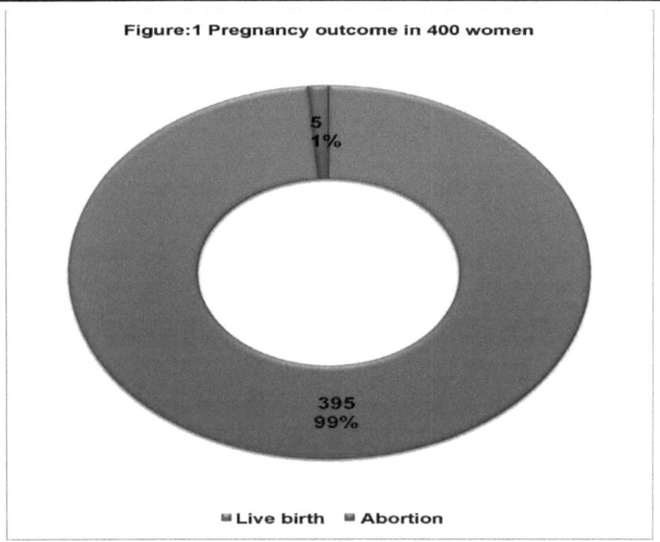

Parte 2: Caraterísticas quantitativas e qualitativas (caraterísticas sociodemográficas e reprodutivas e cuidados de saúde recebidos) das mães de alto risco.

Quadro 8: Distribuição das grávidas em função dos riscos envolvidos.

Risco de gravidez	N.º (N=400)	Percentagem
Normal (risco nulo/baixo)	189	47.2

Risco elevado	211	52.8
Total	400	100

A tabela n.º 8 mostra que, de um total de 400 grávidas, 211 (52,8%) eram grávidas de alto risco, enquanto 189 (47,2%) eram grávidas normais, sem risco ou com risco baixo, de acordo com os critérios da OMS para gravidez de alto risco. O critério da OMS foi ligeiramente modificado para a categoria de classificação da anemia. De acordo com os critérios da OMS, o nível de hemoglobina <11gm% é considerado anémico, mas no presente estudo o nível de hemoglobina <10gm% foi considerado anémico. Os restantes critérios da OMS continuam a ser os mesmos.

Fig. 2: Diagrama de pizza mostrando a distribuição de gestações normais e de alto risco.

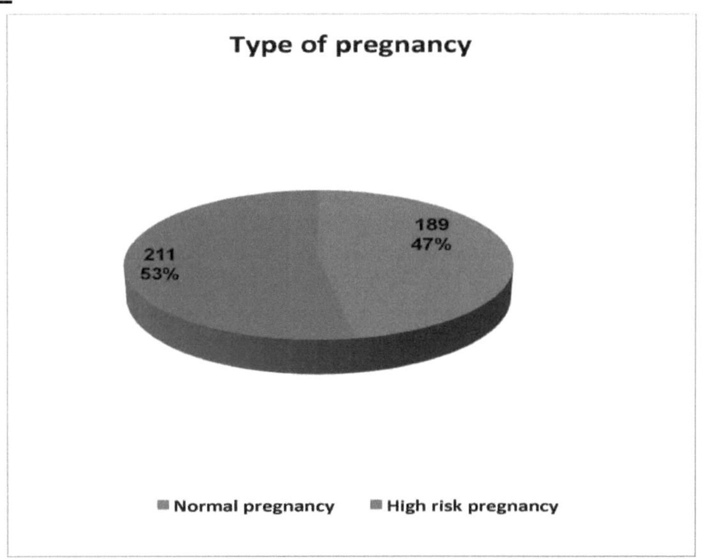

Tabela 9: Distribuição da gravidez de acordo com a presença de factores de alto risco segundo os critérios da OMS.

Factores de risco elevados (segundo a OMS)	Não. N=400	Percentagem
Anemia (Hb% < 10 gm)	158	39.5

Pré eclampsia	49	12.2
Anterior LSCS	26	6.5
Gravidez prolongada (14 dias após o EDD)	18	4.5
Primi de baixa estatura (altura < 140 cm)	14	3.5
Idosos, grandes multíparos (Paridade >4)	11	2.8
Parto morto anterior/lUD ou remoção manual da placenta	8	2.0
Hemorragia anteparto	3	0.8
Gravidez associada a doenças gerais como doença cardíaca*, doença renal, doença da tiroide, diabetes, tuberculose, doença hepática.	1	0.2
Idosos primitivos (>30 anos), Gémeos/hidrâmnios, Malformações	0	0.0

*Foi detectado 1 caso de doença cardíaca congénita.

A tabela no. 9 mostra que, das 400 grávidas, 158(39,5%) tinham anemia, 49(12,2%) tinham pré-eclâmpsia, 26(6,5%) tinham FLC anterior, 18(4,5%) tinham gravidez prolongada, 14(3,5%) eram primíparas de baixa estatura, 11(2.8%) eram multíparas idosas, 8(2%) tinham antecedentes de nado-morto/DIU ou remoção manual da placenta, 3(0,8%) tinham hemorragia anteparto, 1(0,2%) tinha doença cardíaca, enquanto nenhuma mulher apresentava outros factores de risco como doença renal, doença da tiroide, diabetes, T.B., doença hepática, primíparas idosas, gémeos/hidrâmnios ou malformações.

Tabela 10: Distribuição das caraterísticas sócio-demográficas nas gravidezes normais e de alto risco

Caraterísticas	Classificação	Mães de alto risco N=211	Mãe normal N=189	P Valor
Faixa etária (anos)	<20 20-30 >30	30 (14.2) 164 (77.7) 17 (8.1)	29 (15.3) 155 (82.0) 5 (2.6)	P>0.0 5
Religião	Hindu Muçulmano Budista	136 (64.5) 42 (19.9) 33 (15.6)	136 (72.0) 34 (18.0) 19 (10.1)	P>0.0 5
Educação	Analfabeto Primário Secundário Secundário Superior Graduado e mais	89 (42.2) 50 (23.7) 60 (28.4) 10 (4.7) 2 (1.0)	74 (39.2) 52 (27.5) 55 (29.1) 6 (3.2) 2 (1.1)	P>0.0 5
Ocupação	Trabalho doméstico Trabalho produtivo	168 (79.6) 43 (20.4)	165 (87.3) 24(12.7)	P<0.0 5
Tipo de família	Família nuclear Família mista Família de três gerações	74 (35.1) 106 (50.2) 31 (14.7)	64 (33.9) 103 (54.5) 22 (11.6)	P>0.0 5
Estatuto socioeconómico*	I-Superior II-Superior Médio III-Baixo Médio IV-Superior Inferior V-Baixo	4 (1.9) 5 (2.4) 24 (11.3) 89 (42.2) 89 (42.2)	1 (0.5) 9 (4.8) 18 (9.5) 77 (40.7) 84 (44.4)	P>0.0 5
Dependência do tabaco	Presente Ausente	61 (28.9) 150 (71.1)	39 (20.6) 150 (79.4)	P>0.0 5

Os valores entre parêntesis são percentagens

A tabela n.º 10 mostra que, das 211 gravidezes de alto risco, 30 (14,2%) tinham idade inferior ou igual a 19 anos e 17 (8,1%) tinham idade superior ou igual a 30 anos, ao passo que a maioria, ou seja, 164 (77,7%), se situava no grupo etário dos 20-29 anos. A distribuição por grupos etários é comparável à das mães grávidas normais (P>0,05).

Das 211 gravidezes de alto risco, a maioria, ou seja, 136 (64,5%) eram hindus, seguidas de 42 (19,9%) muçulmanas e 33 (15,6%) budistas. A distribuição por religião das mulheres grávidas normais é semelhante à do grupo de gravidez de alto risco

(P>0,05).

Das 211 gestações de alto risco, 89(42,2%) eram analfabetas e as restantes 122(57,8%) eram alfabetizadas. 50 (23,7%) estudaram até ao ensino primário, 60 (28,4%) estudaram até ao ensino secundário, 10 (4,7%) estudaram até ao ensino secundário superior e 2 (1%) tinham o ensino superior completo. Não há diferença significativa no nível de alfabetização das mães de alto risco e das mães do grupo normal (P>0,05).

Das 211 gravidezes de alto risco, 168 (79,6%) eram donas de casa e 43 (20,4%) tinham um trabalho produtivo. A distribuição profissional das mulheres grávidas do grupo de alto risco é significativamente diferente da das mães do grupo normal (P<0,05)

Das 211 gravidezes de alto risco, 74 (35,1%) pertenciam a uma família nuclear, enquanto 106 (50,2%) pertenciam a uma família conjunta e 31 (14,7%) pertenciam a uma família de três gerações. A comparação do grupo de alto risco com o grupo de mães normais, de acordo com o tipo de família, não revela diferenças significativas (P>0,05).

Das 211 gravidezes de alto risco, 4 (1,9%) pertenciam à classe alta, 5 (2,4%) à classe média alta, 24 (11,3%) à classe média baixa, 89 (42,2%) à classe baixa alta e 89 (42,2%) à classe baixa, de acordo com a classificação modificada de B.G. Prasad. O estatuto socioeconómico das mães de alto risco não é significativamente diferente do das mães normais (P>0,05).

61 (28,9%) mães grávidas de alto risco tinham dependência do tabaco, em comparação com 39 (20,6%) mães do grupo normal. A diferença não é estatisticamente significativa (P>0,05).

Tabela 11: Distribuição das caraterísticas reprodutivas em gestantes normais e de alto risco.

Caraterística reprodutiva	**Classificação**	**Mães de alto risco (N=211)**	**Mães normais (N=189)**	**P Valor**
Idade do casamento (anos)	<18	44 (20.9)	36 (19.0)	P>0.0
	18-25	167	151	5
	>25	(79.1)	(79.9)	

		0	2 (1.1)	
Idade da primeira gravidez	<20	88 (41.7)	82 (43.4)	P>0.0
	20-30	119	105	5
	>30	(56.4)	(55.5)	
		4 (1.9)	2 (1.1)	
Consanguíneo casamento nos eua história	Consanguíneo	19 (9.0)	1 (0.5)	P<0.0
	casamento nos eua			1
		192	188	
	Não	(91.0)	(99.5)	
	consanguíneo			
Estado da gravidez	casamento nos eua			
	Primigrávida	88 (41.7)	70 (37.0)	P>0.0
	Multi-gravídicos	123	119	5

		(58.3)	(63.0)	
	0	92(43.6)	74(39.2)	P<0.0
	1	71(33.6)	81(42.8)	5
Estado de paridade	2	32(15.2)	31(16.4)	
	3	5(2.4)	3(1.6)	
	>4	11(5.2)	0	

Os valores entre parêntesis são percentagens

A tabela no. 11 mostra que, das 211 grávidas de alto risco, 44 (20,9%) casaram antes da idade legalmente permitida de 18 anos, em comparação com 36 (19%) nas grávidas normais. A maioria, ou seja, 167 (79,1%) mães de grávidas de alto risco e 151 (79,9%) mães de grávidas normais casaram-se entre os 18 e os 25 anos. Apenas 2 mães em gravidez normal se casaram com mais de 25 anos de idade. Não há diferença significativa na distribuição etária entre as mães de gravidez normal e de alto risco (P>0,05).

A gravidez na adolescência é perigosa tanto para a mãe como para a criança e afecta também as futuras gravidezes. Das 211 gravidezes de alto risco, 88 (41,7%) tinham idade igual ou inferior a 19 anos quando tiveram a sua primeirast gravidez, em comparação com 82 (43,4%) das mães grávidas normais. Esta diferença não é estatisticamente significativa (P>0,05). A maioria das mulheres grávidas de ambos os grupos teve a sua primeira gravidez entre os 20 e os 24 anos de idade.

Das 211 gravidezes de alto risco, 19 (9%) tinham antecedentes de casamento consanguíneo, em comparação com apenas 1 (0,5%) nas grávidas normais. Esta diferença é estatisticamente significativa (P<0,01).

Das 211 gravidezes de alto risco, 88 (41,7%) eram primigestas, em comparação com 70 (37%) nas mães normais. Mas esta diferença não é significativa (P>0,05).

11 (5,2%) das 211 gravidezes de alto risco tinham uma paridade de 4 ou mais. A paridade das mães de alto risco é significativamente diferente da das mães do grupo normal (P<0,05).

Quadro 12: Cuidados pré-natais recebidos pelas mães de alto risco e pelas mães normais

Cuidados recebidos	Mães de alto risco N=211	Mães normais N=189	Valor P
Hora do registo			
<3 meses	40 (18.9)	66 (34.9)	P<0.01
>3 meses	171 (81.1)	123 (65.1)	
Ingestão de comprimidos de ferro e ácido fólico			
Tomada	199 (94.3)	181 (95.7)	P>0.05
Não aceite	12 (5.7)	8 (4.3)	
Injecções de TT nas fêmeas			
Recebido	206 (97.6)	186 (98.4)	P>0.05
Não recebido	5 (2.4)	3 (1.6)	
Número de consultas de ANC			
<3	24 (11.4)	115 (60.8)	P<0.01

>3	187 (88.6)	74 (39.2)	

A tabela no. 12 mostra que, das 211 gravidezes de alto risco, 40 (18,9%) foram registadas aos 3 meses ou menos e 171 (81,1%) foram registadas após os 3 meses de idade gestacional. A diferença é estatisticamente significativa (P<0,01).

Das 211 gravidezes de alto risco, 199 (94,3%) tomaram os comprimidos de ferro/ácido fólico, enquanto 12 (5,7%) não tomaram os comprimidos de ferro/ácido fólico. A diferença não é estatisticamente significativa (P>0,05)

Das 211 gravidezes de alto risco, 206 (97,6%) receberam injecções de TT, enquanto 5 (2,4%) não as receberam. A diferença não é estatisticamente significativa (P>0,05)

Das 211 gravidezes de alto risco, 24 (11,4%) tiveram menos de 3 consultas de ANC e 187 (88,6%) tiveram 3 ou mais de 3 consultas de ANC. A diferença é estatisticamente significativa (P<0,01).

Fig. 3: Distribuição das grávidas normais e de alto risco de acordo com os cuidados pré-natais recebidos

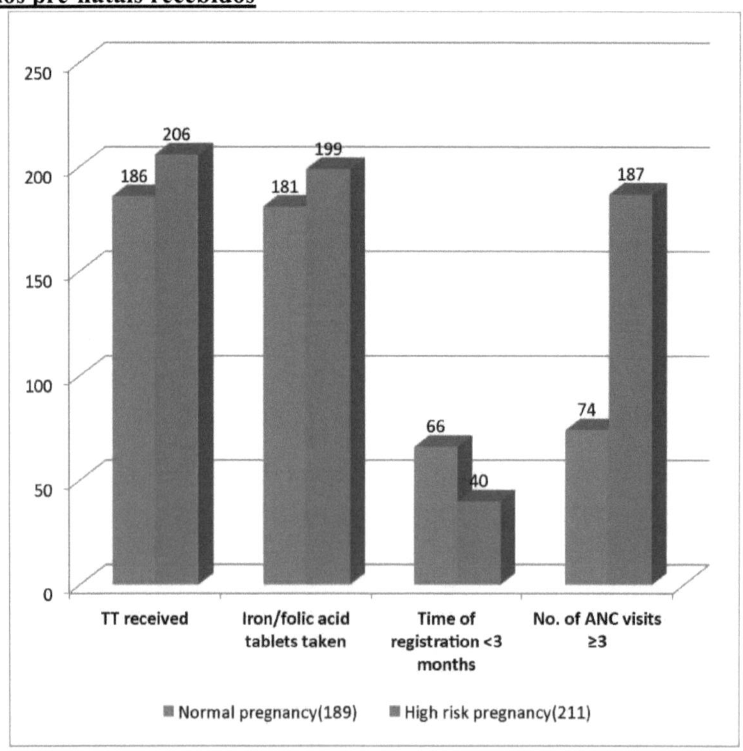

Parte 3: Intervenções necessárias, resultados da gravidez e caraterísticas do parto em grávidas de alto risco em comparação com grávidas normais.

Fig. 4. Diagrama de fluxo que mostra a distribuição das grávidas de acordo com a intervenção específica aconselhada, seguida e a satisfação da mãe.

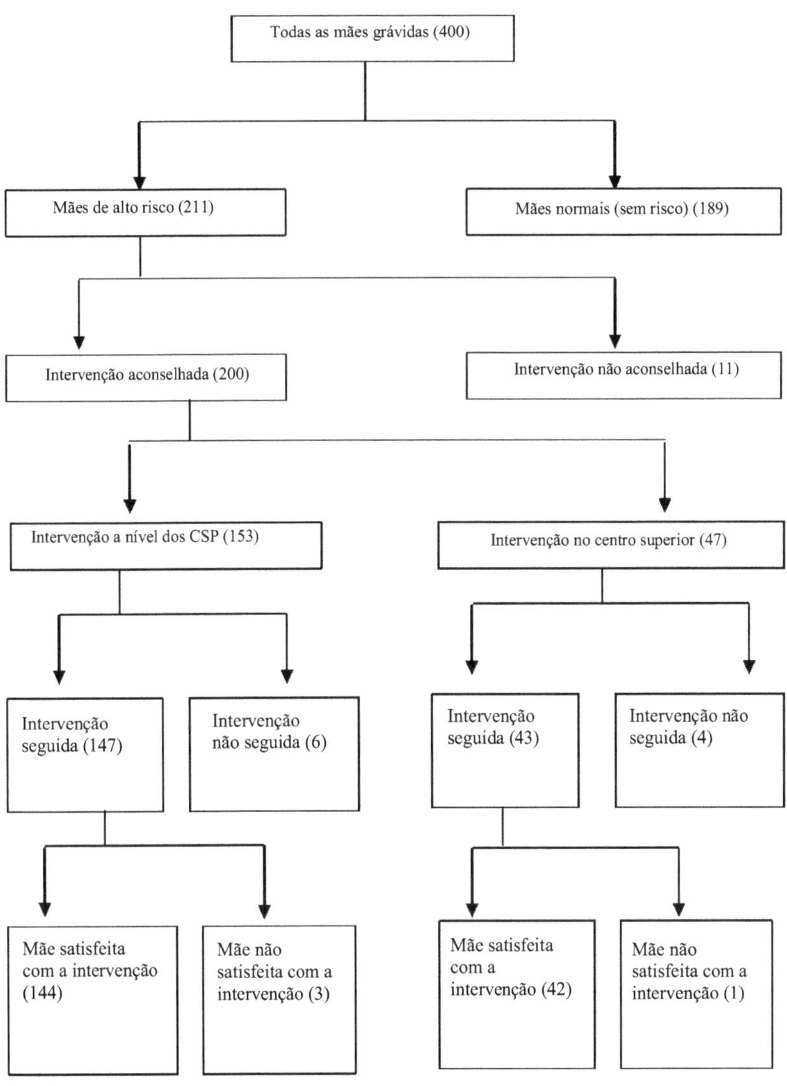

De um total de 400 mulheres, 211 (52,8%) foram identificadas como tendo um fator de risco na gravidez atual. Das 211 gravidezes de alto risco identificadas, 200 (94,8%) mães foram aconselhadas a efetuar algum tipo de intervenção. 11 (5,2%) mães, embora identificadas como mães de alto risco, não foram aconselhadas a efetuar qualquer intervenção. Das 200 mães que foram aconselhadas a intervir, 153 (38,2%) foram avisadas do risco e foram tratadas ao nível dos CSP, enquanto 47 (11,8) foram encaminhadas para um centro superior, para especialistas. Um total de 190 mulheres seguiu o conselho. Dez mulheres não seguiram o conselho para intervenção. No total, 147 (36,8%) mães de alto risco receberam tratamento e acompanhamento a nível dos PHC, enquanto outras 43 (10,8%) foram encaminhadas para centros superiores. Das 190 mães de alto risco que seguiram os conselhos, 186 (97,9%) estavam satisfeitas com os serviços recebidos

Tabela 13: Distribuição das gravidezes de alto risco de acordo com as medidas de intervenção de risco necessárias e utilizadas.

Factores de risco elevados.	Necessidade de intervenção de risco (N)	Tipo de intervenção medida	Medida de intervenção de risco utilizada (n)
Anemia	158	Comprimidos terapêuticos de ferro/ácido fólico administrados juntamente com educação e suplementação nutricional e acompanhamento e encaminhamento se surgirem complicações.	158
Primi de baixa estatura	14	Encaminhar para o obstetra do centro superior.	0
Hemorragia anteparto	3		2
Pré-eclâmpsia e ecclâmpsia	49		28

Parto morto anterior / DIU ou remoção manual da placenta	8		7
Idosos multíparos	11		4
Gravidez prolongada	18		1
H/o LSCS anterior	26		19
A gravidez está associada a doenças gerais como as doenças cardíacas.	1	Consultar um cardiologista ou outro médico especializado, se necessário.	1

A tabela no. 13 mostra que, das 158 gravidezes de alto risco com anemia, a medida de intervenção de risco em termos de suplementação de comprimidos de ferro e ácido fólico, juntamente com educação nutricional nos PHC, foi utilizada por todas as 158 (100%) mulheres.

Muitas grávidas de alto risco, como as primíparas de baixa estatura, os maus antecedentes obstétricos, a hemorragia anteparto, as multíparas idosas, a eclâmpsia e a gravidez prolongada, necessitavam de cuidados especiais por parte de um obstetra num centro superior. A reação das mães a estes cuidados de referência variou entre 0% e 73%. As primíparas de baixa estatura e as mães com gravidez prolongada responderam mal aos cuidados especiais oferecidos, mas a resposta aos cuidados especiais por parte das mães com hemorragia anteparto, pré-eclâmpsia e maus antecedentes obstétricos foi muito boa.

Uma gravidez de alto risco com doença cardíaca necessitou de cuidados especiais do cardiologista, uma vez que a gravidez estava associada a doença cardíaca.

Fig. 4: Distribuição da utilização de medidas de intervenção de risco nas gravidezes de alto risco.

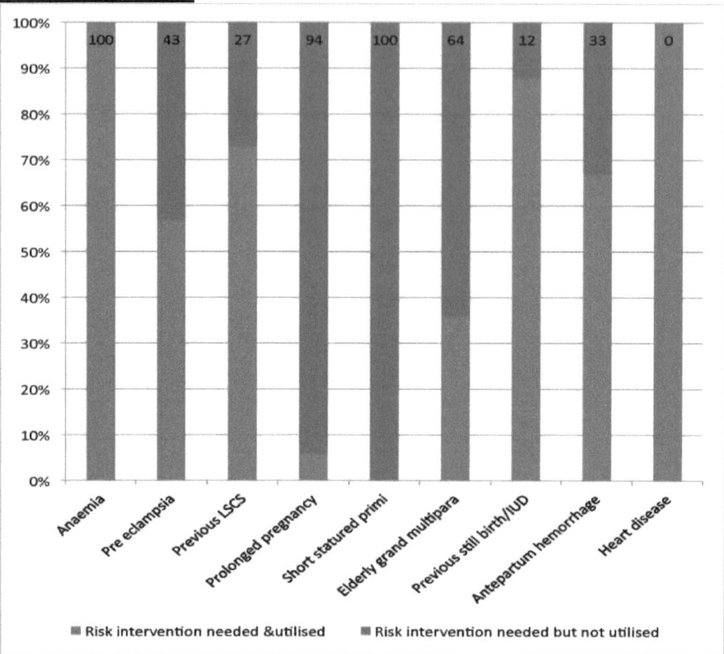

Quadro 14: Comparação dos resultados da gravidez entre as gravidezes de alto risco e as gravidezes normais

Resultados	Gravidez de alto risco N =211	Gravidez normal N (189)	Valor P
Nados-vivos	206(97.7)	189(100)	P>0.05
Partos normais	0	0	
Aborto	5(2.3)	0	P>0.05
Materno morte	0	0	

A Tabela 14 mostra que 5 abortos e 206 (97,7%) nascidos vivos ocorreram em 211 gestações de alto risco, enquanto todas as 189 (100%) gestações normais terminaram em nascidos vivos. Não foi observada mortalidade materna ou nado-morto neste estudo. Os resultados da gravidez em termos de nados-vivos, nados-mortos, aborto e morte materna não diferem significativamente entre mães normais e de alto risco (P>0,05).

Tabela 15. Comparação das caraterísticas do parto em gestações de alto risco e gestações normais que deram à luz com vida.

Entrega Caracterizar c	Classificação	Gravidez de alto risco N=206#	Gravidez normal y N=189	P Valor
Gestacional	Prazo total	164(79.6)	189 (100)	P<0.0
idade em	Pré-termo	24(11.7)	0	1
entrega	Pós-maturidade	18(8.7)	0	
Local de	Hospital	176(85.4)	162(85.7)	P>0.0
entrega	Início	30(14.6)	27 (14.3)	5
Pessoa	Médico	152(73.8)	141(74.6)	P>0.0
condução	ANM	37(17.9)	35(18.5)	5
entrega	Dai treinado	17(8.3)	13(6.9)	

Os números entre parêntesis indicam a percentagem

Excluindo 5 gravidezes que terminaram em aborto de um total de 211

A Tabela nº 15 mostra que, dos 206 partos em mães de alto risco que tiveram um nado-vivo, 164 (79,6%) foram a termo, 24 (11,7%) foram pré-termo e 18 (8,7%) foram pós-maturidade, enquanto todos os 189 (100%) partos em mães normais foram a termo. A diferença é estatisticamente significativa (P<0,01).

176 (85,4%) partos de 206 mães de alto risco tiveram lugar no hospital, enquanto 30 (14,6%) tiveram lugar em casa. Enquanto que dos 189 partos em gravidezes normais, 162 (85,7%) tiveram lugar no hospital, enquanto 27 (14,3%) tiveram lugar em casa. A diferença não é estatisticamente significativa (P>0,05).

Em mães de alto risco, dos 206 partos, 152 (73,8%) foram efectuados por um médico, 37 (17,9%) por um MNA e 17 (8,3%) por um dai com formação. Enquanto que dos 189 partos em mães normais, 141 (74,6%) foram efectuados por médicos, 35 (18,5%) por ANM e 13 (6,9%) por um dai com formação. A proporção de partos realizados por médicos, ANMs e dai treinados em mães de alto risco e mães normais não difere significativamente (P>0,05).

Tabela 16: Comparação do peso à nascença dos bebés nascidos de mães normais e de mães de alto risco.

Peso à nascença	Gravidez de alto risco N (%)	Gravidez normal N (%)	Total N (%)
Bebé com baixo peso à nascença (<2,5 kg)	62(30.1)	26(13.7)	88(22.3)
Peso normal ao nascer (>2,5 kg)	144(69.9)	163(86.3)	307(77.7)
Total	206(100)	189(100)	395(100)

X= 15,2, grau de liberdade = 1, P < 0,01

OU=2,69, 95% CI= 1,62- 4,49, P<0,01

A tabela no. 16 mostra que, em 206 gravidezes de alto risco, 62 (30,1%) bebés nasceram com BPN, em comparação com 26 (13,8%) em 189 gravidezes normais. A diferença é estatisticamente significativa (P<0,001), mostrando uma forte associação entre o peso à nascença dos bebés de mães normais e de alto risco. O risco de bebés com baixo peso à nascença é 2,7 vezes superior (OR=2,66) nas mães de alto risco em comparação com as mães normais (ou seja, mães sem risco/baixo risco).

Tabela 17: Comparação entre mães normais e mães de alto risco de acordo com a necessidade de LSCS/parto assistido.

Necessidade de assistência na entrega	Gravidez de alto risco N (%)	Gravidez normal N (%)	Total N (%)

LSCS/parto assistido necessário	47(22.8)	5(2.7)	52(13.1)
Não é necessária assistência (parto normal)	159(77.2)	184(97.3)	343(86.9)
Total	206(100)	189(100)	395(100)

X= 35,08, grau de liberdade = 1, P < 0,001.

OU =10,88, 95% CI = 4,22- 28,02, P<0,001

A tabela no. 17 mostra que, das 206 gravidezes de alto risco, 47 (22,8%) necessitaram de FLC/assistência ao parto, enquanto que apenas 5 (2,7%) mulheres necessitaram de assistência em 189 gravidezes normais. A diferença é estatisticamente significativa (P<0,001). A necessidade de assistência no parto é definitivamente diferente nas gravidezes normais e de alto risco. A partir da tabela acima, observa-se que a necessidade de assistência no parto é quase 11 vezes maior (OR=10,88) nas mães de alto risco em comparação com as mães normais (ou seja, mães sem risco/baixo risco).

Capítulo 6

DISCUSSÃO

1. PERFIL SÓCIO-DEMOGRÁFICO DE 400 MULHERES GRÁVIDAS.

Os factores sociodemográficos desempenham um papel importante no resultado da gravidez, bem como nos serviços de cuidados pré-natais recebidos durante a gravidez. A discussão pormenorizada é a seguinte,

Idade:

A idade da gravidez é um fator determinante do resultado da gravidez. A idade ideal para engravidar situa-se entre os 20 e os 30 anos. As gravidezes abaixo dos 19 anos (ou seja, gravidez na adolescência) e acima dos 30 anos (ou seja, gravidez na terceira idade) são factores adversos importantes para os resultados frutuosos da gravidez. A incidência de anomalias congénitas, RCIU, aborto, morte materna e bebés com baixo peso à nascença é mais elevada nestes grupos etários. A mortalidade materna é especialmente elevada nos dois extremos do período reprodutivo. A curva de mortalidade materna baseada na idade materna tem uma configuração em forma de U. A mortalidade materna é relativamente elevada nas mães com menos de 20 anos de idade; é mínima no início dos vinte anos e regista um aumento gradual a partir daí. As mães adolescentes são demasiado jovens para suportar a gravidez e partilhar as suas reservas nutricionais com um feto em crescimento, numa fase em que este ainda está a crescer. As mulheres com mais de 35 anos são mais susceptíveis de sofrer de doenças crónicas e das suas complicações, que aumentam com o avanço da gravidez.

No presente estudo, encontrámos 59 (14,7%) gravidezes na adolescência e 22 (5,5%) gravidezes acima dos 30 anos de idade, enquanto a maioria, ou seja, 319 (79,7%), se encontrava no grupo etário ideal dos 20-30 anos.

Os nossos resultados são comparáveis aos de **R. Biswal et al**[62] , no seu estudo baseado na comunidade, que constatou que 11,6% das mães tinham menos de 19 anos e 16,4% tinham mais de 30 anos de idade, enquanto 71,9% das mães se encontravam no grupo etário dos 20-29 anos. Também **Pushpa O. Lokare Et Al**[40] (2012), no seu estudo em Aurangabad, Maharashtra, verificou que a maioria das gravidezes ocorria entre os 20 e os 29 anos de idade, com uma média de 22,7 anos. Cerca de 25 de todas as gravidezes ocorreram em adolescentes e 5% em mulheres com 30 anos ou mais, o que é semelhante aos nossos resultados. Mas **Banerjee et al**[24] (2009) descobriram uma prevalência de 24,17% de gravidezes na adolescência, o que é superior ao nosso estudo, mas isso pode dever-se a diferenças nas práticas matrimoniais em diferentes locais.

Religião:

Uma vez que as práticas matrimoniais, as práticas de utilização dos cuidados de saúde e o tamanho da família dependem da religião de uma pessoa, o perfil reprodutivo de uma mulher é diferente em diferentes religiões. O National Family Health Survey-3 registou uma taxa de fertilidade total de 3,09 entre os muçulmanos, em comparação com 2,65 entre os hindus.

A maioria das mulheres grávidas no nosso estudo, ou seja, 272 (68%) eram hindus, seguidas de 76 (19%) muçulmanas e 52 (13%) budistas. A maioria dos estudos efectuados na Índia observou o mesmo padrão em termos de religião. **R. Biswal et al**[62] encontraram 88,83% de hindus e 8,88% de muçulmanos no seu estudo, enquanto

Shelah S Bloom, Theo Lippeveld e David Wypij[15] (1999) descobriram que 29% eram muçulmanos.

Formação académica:

Existe uma associação inversa entre a fertilidade e o nível de instrução das mulheres. De acordo com o censo de 2011, a taxa de literacia observada nas mulheres na Índia foi de 65,5% e na zona rural foi de 58,8%. A educação fornece conhecimentos; aumenta a exposição à informação; desenvolve competências para um emprego remunerado; aumenta a participação feminina na decisão sobre o tamanho da família. O Inquérito Nacional de Saúde Familiar-3 mostra que a taxa de fertilidade total é 1,7 filhos mais elevada para as mulheres analfabetas do que para as mulheres com pelo menos o ensino secundário.

No presente estudo, das 400 mulheres grávidas, 163 (40,8%) eram analfabetas, enquanto apenas um terço, ou seja, 135 (33,8%) tinham pelo menos o ensino secundário.

Pandey et al[18] descobriram que 16,5% das mães eram analfabetas, 19,42% estudaram até ao ensino primário, 31,07% estudaram até ao ensino secundário superior e 33,01% tinham uma licenciatura ou mais. Enquanto **R. Biswal et al**[62] descobriram que 51,66% das mães eram analfabetas **Shelah S Bloom, Theo Lippeveld e David Wypij**[15] (1999) descobriram que 66% das mulheres sabiam ler.

Profissão:

Os cientistas sociais têm utilizado amplamente a profissão como um meio de determinar o nível de posição social de um indivíduo numa comunidade, porque a profissão tem uma enorme importância em todas as sociedades para a compreensão do comportamento humano.

A profissão da mãe é um fator importante para decidir a fertilidade da mulher. A idade do casamento, a idade do primeiro filho, a utilidade dos serviços de saúde e a dimensão da família dependem da profissão da mulher. Além disso, o emprego durante a gravidez é um fator de risco para a mortalidade perinatal.

Das 400 mulheres grávidas, 333 (83,3%) eram donas de casa que efectuavam tarefas domésticas de rotina, enquanto 67 (16,7%) exerciam algum tipo de trabalho produtivo.

Bratati et al[22] (2003) efectuaram um estudo de coorte retrospetivo nas fábricas de juta do distrito de Hooghly, em Bengala Ocidental, e concluíram que existe algum risco de perda perinatal, especialmente de nados-mortos, nas mulheres trabalhadoras.

Tipo de família:

A família é uma unidade primária em todas as sociedades. Enquanto unidade cultural, a família reflecte a cultura da sociedade mais vasta de que faz parte e determina o comportamento e as atitudes dos seus membros. A família hindu ortodoxa na Índia é uma família conjunta. É mais comum nas zonas rurais do que nas zonas urbanas. Mas, devido à educação, à urbanização e à industrialização, estamos a perder o sistema de família conjunta.

No presente estudo, o padrão familiar das 400 mulheres grávidas não difere do padrão típico das famílias indianas. 138 (34,5%) mulheres pertenciam a uma família nuclear, 209 (52,2%) pertenciam a uma família conjunta e 53 (13,3%) pertenciam a uma família de três gerações.

Resultados semelhantes foram observados noutros estudos. **Shelah S Bloom, Theo Lippeveld e David Wypij**[15] (1999) descobriram que 75% das mulheres viviam numa família conjunta alargada. **R. Biswal et al**[62] descobriram que 29,88% das mulheres pertenciam a uma família nuclear, enquanto 70,11% pertenciam a uma família conjunta. **Pushpa O. Lokare Et Al**[40] (2012) descobriram que os sujeitos do estudo que pertenciam a uma família conjunta eram 45,4%, seguidos de uma família nuclear com 37,7%. **Pandey et al**[18] no seu estudo verificaram que 57,28% pertenciam a famílias conjuntas e 42,72 a famílias nucleares.

Estatuto socioeconómico:

O estatuto socioeconómico foi definido como a posição que um indivíduo ou família ocupa em relação aos padrões médios prevalecentes de bens culturais e materiais, rendimentos e participação em actividades de grupo da comunidade. Estudos de investigação operacional apoiam a hipótese de que o estatuto económico tem uma relação inversa com a fertilidade.

O estatuto socioeconómico de 400 mulheres grávidas mostra que 5 (1,2%) pertenciam à classe alta, 14 (3,5%) à classe média alta, 42 (10,5%) à classe média baixa, 166 (41,5%) à classe baixa alta e a maioria, ou seja, 173 (43,3%), pertencia à classe baixa, de acordo com a classificação modificada de B.G. Prasad.

Os nossos resultados são semelhantes aos de outros estudos. **Pushpa O. Lokare Et Al**[40] (2012) verificou que o número máximo de mulheres pertencia às classes sociais III e IV (30,3% e 30,9%, respetivamente). **Pandey et al**[18] verificaram que 16,5% das mulheres pertenciam à classe alta, 80,58% à classe média e 2,92% à classe baixa.

A dependência do tabaco:

A dependência do tabaco é um fator de risco para vários resultados da gravidez. Uma vez que a principal atividade na área de estudo é a preparação de bidi, a maioria das mulheres do estudo está ocupada a fazer bidi. Devido ao manuseamento frequente do bidi, adquiriram o hábito de fumar bidi. Fumar tem um efeito adverso na circulação fetal. Além disso, a diminuição do apetite associada ao tabagismo reduz a ingestão de alimentos. Todos estes factores acabam por contribuir para o RCIU, levando a um baixo peso à nascença.

Verificámos que, de 400 mulheres grávidas, 100 (25%) tinham dependência do tabaco.

A OMS (1997) concluiu que 33% de todas as mulheres consumiam alguma forma de tabaco.[25] **Gupta et al**[26] (1996) registaram uma prevalência de 57,5% de consumo de tabaco nas mulheres. **Rani et al**[27] (2003) verificaram que a prevalência de mulheres que consumiam qualquer forma de tabaco era de 13,8%.

2. CARACTERÍSTICAS REPRODUTIVAS DE 400 MULHERES GRÁVIDAS:

Idade do casamento:

A idade em que a mulher se casa e entra no período reprodutivo da vida tem um grande impacto na sua família. Verifica-se que as mulheres que casam antes dos 18 anos dão à luz um grande número de filhos do que as que casam depois. O casamento precoce é um costume há muito estabelecido na Índia. De acordo com a Lei de Restrição do Casamento Infantil, a idade legal para o casamento é de 18 anos para as raparigas. O casamento precoce aumenta as probabilidades de gravidez precoce, o que é perigoso tanto para a mãe como para o feto. Além disso, o casamento tardio é um fator de risco para o desenvolvimento de anomalias congénitas no feto. Assim, a idade correta do casamento é um pré-requisito para um bom resultado da gravidez. A média nacional para o casamento efetivo é de 20,5 anos. A exceção é a zona rural, onde uma proporção substancial de casamentos continua a realizar-se quando a rapariga tem cerca de 16 anos de idade. Estudos indicam que, em muitos Estados, a idade média de casamento das raparigas já atingiu os 20 anos.

No presente estudo, das 400 mulheres, 80 (20%) casaram antes da idade legalmente permitida de 18 anos, das quais 12 (3%) casaram antes dos 15 anos, 68 (17%) entre os 16 e os 17 anos, a maioria, ou seja, 318 (79,5%) casaram entre os 18 e os 25 anos e 2 (0,5%) casaram com 25 anos ou mais.

Idade na 1st gravidez:

Tanto a gravidez precoce (na adolescência) como a gravidez tardia são perigosas para a mãe e para a criança e afectam também as futuras gravidezes. O casamento e a gravidez precoces são universais nas zonas rurais da Índia, ao passo que o casamento tardio e o atraso na primeira gravidez são comuns nas zonas urbanas. A gravidez precoce é responsável por um maior número de mortes maternas e fetais e por bebés com baixo peso à nascença, enquanto o atraso na primeira gravidez pode levar a uma maior incidência de anomalias congénitas.

No presente estudo, verificámos que 170 (42,5%) gravidezes eram gravidezes de adolescentes, enquanto apenas em 6 (1,5%) mulheres a idade da primeira gravidez era superior a 30 anos.

Casamento consanguíneo:

Quando os parentes de sangue se casam entre si, há um risco acrescido na descendência de caraterísticas controladas por genes recessivos e determinadas por poligenes. Nalgumas comunidades e especialmente nas zonas rurais, os casamentos consanguíneos são comuns, havendo uma maior probabilidade de produzir uma criança geneticamente anormal.

No presente estudo, de um total de 400 grávidas, 20 (5%) tinham um casamento consanguíneo.

A.H. Bittles[20] (2002), no seu artigo de revisão sobre o impacto da consanguinidade na população indiana, concluiu que a prevalência de casamentos consanguíneos na Índia é de 12,9% e em Maharashtra é de 21,2%, o que é muito superior ao valor do nosso estudo, o que pode dever-se ao facto de o local dc estudo ser diferente.

A.H Bittles[20] descobriu que a mortalidade pós-natal precoce é mais elevada na descendência de uniões consanguíneas, com o máximo de mortes no 1st ano de vida. Também as doenças congénitas, incluindo defeitos do tubo neural e defeitos cardíacos congénitos, são mais comuns na descendência consanguínea.

Suttur et al[21] (2007) descobriram que a consanguinidade era um possível fator de risco para a aneuploidia cromossómica.

Estado de gravidez e estado de paridade da mãe:

O número de vezes que uma mulher engravida está relacionado com o seu estado gravídico, enquanto o número de partos viáveis numa mulher está relacionado com a sua paridade. A primeira gravidez (Primigrávida) e a paridade 4 ou mais (Grandmultipara) são ambas perigosas para a gravidez e o seu resultado. A mortalidade materna é influenciada pela ordem e pelo número de gravidezes e de partos sofridos pelas mulheres. O risco de morte materna é elevado com o nascimento do primeiro filho, é mínimo com o nascimento do segundo filho e aumenta para o máximo após o nascimento do quarto filho.

No nosso estudo, das 400 grávidas, 158 (39,5%) eram primigestas e 11 (2,75%) tinham uma paridade de 4 ou mais.

3. ALTURA, AUMENTO DE PESO E ANEMIA EM MULHERES GRÁVIDAS:

Altura:

O desenvolvimento físico correto é essencial para um melhor resultado da gravidez. A altura da mulher é um fator importante para decidir o resultado da gravidez. As mulheres de baixa estatura, com uma altura inferior a 140 cm, podem ter um parto obstruído, o que é perigoso para a mãe e para o feto. Além disso, estas mães necessitam de assistência para o parto por lóbulo ou instrumental/LSCS. A altura média das mulheres indianas é de 150 cm.

O presente estudo mostra que, de um total de 400 mulheres, 23 (5,75%) tinham baixa estatura, ou seja, altura inferior a 140 cm. 77(19,25%) tinham altura entre 141-145 cm, 114(28,5%) tinham altura entre 146-150 cm, 144(36%) tinham altura entre 151-155 cm, 38(9,5%) tinham altura entre 156-160 cm e 4(1%) tinham altura acima de 160 cm. A altura média foi de 149,55 ± 10,72 cm

Pushpa O. Lokare Et Al[40] (2012), no seu estudo, verificaram que a altura média era de 152,1 cm, o que é ligeiramente superior aos resultados do presente estudo.

Aumento de peso durante a gravidez:

A gravidez é um período de exigências nutricionais crescentes associadas ao crescimento do feto e da placenta; ao crescimento dos tecidos maternos, nomeadamente do útero e da mama; e ao aumento do volume de sangue circulante e das reservas de gordura. O processo de crescimento não é uniforme porque: a) o crescimento dos produtos da conceção é mínimo no primeiro trimestre; b) o crescimento dos tecidos maternos é rápido no segundo trimestre e c) o crescimento dos tecidos fetais e placentários é rápido no terceiro trimestre da gravidez. Uma mulher grávida, nos países desenvolvidos, regista um aumento de peso líquido de 10-12 kg, dos quais apenas cerca de 1-2 kg ocorrem no primeiro trimestre; o restante ocorre no segundo e terceiro trimestres de gravidez a um ritmo quase uniforme. Uma mulher indiana bem alimentada, que dá à luz um bebé de 3 kg, regista um aumento de peso de 8-10 kg no final da gravidez; uma mulher indiana média de classe socioeconómica pobre regista apenas um aumento de peso de 6-7 kg no final da gravidez.

É importante monitorizar o aumento de peso durante a gravidez. Se o aumento de peso for inferior ao esperado, é prejudicial para o desenvolvimento do feto. O aumento de peso excessivo também é perigoso para a saúde da mãe. Um aumento de peso superior a 3 kg num mês pode sugerir uma doença de eclampsia.

No nosso estudo, observámos que, de um total de 400 mulheres, 80 (20%) tiveram um aumento de peso de 5-7 kg, a maioria, ou seja, 256 (64%), teve um aumento de peso de 8-10 kg, 56 (14%) tiveram um aumento de peso de 11-13 kg, 4 (1%) tiveram um aumento de peso de 14-16 kg e 4 (1%) tiveram um aumento de peso superior a 16 kg. A média de ganho de peso foi de 8,87 kg, com um desvio padrão de 1,94 kg

Marilyn Mcdonagh[14] (1996) demonstrou que 10,5-13,5 kg é o aumento de peso recomendado para uma mulher num país desenvolvido, mas que este valor é reduzido para 5-9 kg nos países em desenvolvimento, porque se considera que mais do que isso é impraticável (OMS 1991), ou pode nem sequer ser desejável.

Anemia:

Cerca de 15-20% das mulheres na Índia são anémicas no início da gravidez. A magnitude da anemia aumenta com o avançar da gravidez, ao ponto de 60-70% das mulheres se tornarem anémicas no terceiro trimestre. A anemia também aumenta com o aumento da paridade. A deficiência de ferro é a principal causa de anemia na gravidez. Pode estar associada a uma deficiência de ácido fólico em 40-50% dos casos. A anemia nutricional nas mulheres é agravada pela perda de sangue associada a anomalias da placenta e a co-morbilidades associadas, como a pilosidade e a malária. A anemia é uma causa importante de mortalidade materna. É diretamente responsável por 20% das mortes maternas. A anemia também contribui para o RCIU, para bebés com baixo peso à nascença e para uma elevada morbilidade e mortalidade perinatal.

De acordo com os critérios da OMS, o limite do nível de concentração de hemoglobina no sangue para o diagnóstico de anemia é inferior a 11 gm% para as mulheres grávidas. A anemia é considerada ligeira quando o nível de hemoglobina se situa entre 10-11gm%. É tratada como moderada quando o nível de hemoglobina se situa entre 7-10 gm% e como grave quando é inferior a 7gm%.

O presente estudo mostra que, de um total de 400 mulheres, 32 (8%) tinham um nível de hemoglobina superior a 11 gm% e 210 (52,5%) tinham um nível de hemoglobina entre 10-11 gm%. 156 (39%) tinham um nível de hemoglobina entre 7-10 gm% e 2 (0,5%) tinham um nível de hemoglobina inferior a 7 gm%. O nível médio de hemoglobina foi de 10,10 gm% com um desvio padrão de 1,02 gm%

N. Bhardwaj, S.B. Hasan, M. Zaheer[12] (1995) descobriram que o nível médio de hemoglobina era de 8,9 gm%, o que é inferior ao do nosso estudo.

4. CO-MORBILIDADES EM 400 MULHERES GRÁVIDAS:

O resultado da gravidez pode ser afetado se a gravidez estiver associada a co-morbilidades actuais, como doenças agudas ou crónicas, ou a uma história passada de morbilidades. Estas comorbilidades podem afetar o crescimento e o desenvolvimento do feto, bem como aumentar o risco de morte materna. Estas mulheres necessitam de cuidados especiais por parte de um médico especialista num centro de saúde de referência.

No presente estudo, das 400 mulheres, 13 (3,25%) tinham antecedentes de hipertensão induzida pela gravidez, 8 (2%) tinham antecedentes de nado-morto, morte neonatal ou deformação congénita do bebé, 26 (6,5%) tinham antecedentes de FLC, 4 (1%) tinham antecedentes de hospitalização, 6 (1,5%) tinham antecedentes de transfusão de sangue, 2 (0,5%) tinham antecedentes de anemia grave na gravidez anterior. Além disso, 49 (12,25%) tinham uma história atual de P.B. elevada, convulsões, ou seja, H.I.P., 1 (0,25%) tinha uma doença cardíaca e 3 (0,75%) tinham hemorragia per vaginal, ou seja, hemorragia anteparto.

Bang et al[45] (2004) realizaram um estudo observacional prospetivo para estimar a morbilidade materna durante o parto e o puerpério em casas rurais, a associação com os resultados perinatais e a proporção de mulheres que necessitavam de cuidados médicos e descobriram que a incidência de morbilidade materna era de 52,6%, 17,7% durante o parto e 42,9% durante o puerpério. Um terço das mães necessitava de cuidados médicos: 15,3% necessitaram de cuidados obstétricos de emergência e 24,0% necessitaram de cuidados médicos não emergenciais.

Ola A. Aki et al[46] (2011) constataram que cerca de três quartos das mulheres referiram ter qualquer morbilidade obstétrica (72,6%) ou ginecológica (75,6%). O problema obstétrico mais frequentemente referido foram os sintomas de anemia grave (43,8%). No total, 58,5% das participantes procuraram tratamento para qualquer morbilidade, tendo a maioria procurado os serviços do sector público (80%)

Mayank et al[48] (2001), no seu estudo, verificaram que a prevalência de morbilidades "graves" comunicadas durante a gravidez era a seguinte: hemorragia durante o período pré-natal (4,7%), hipertensão arterial (5,2%), convulsões (cinco mulheres) e uma história de fuga em 3%. Entre as "outras morbilidades importantes", os sintomas de anemia foram frequentemente referidos (44%)

N. Bhardwaj, S.B. Hasan, M. Zaheer[12] (1995) descobriram que duas mulheres estavam gravemente anémicas.

5. CUIDADOS PRÉ-NATAIS RECEBIDOS POR 400 MÃES GRÁVIDAS

Os cuidados de saúde materna são um programa longitudinal de serviços integrados oferecidos às mulheres grávidas. Consiste em componentes pré-natais, intranatais e pós-natais.

Os cuidados pré-natais são os cuidados prestados à mulher durante a gravidez. A gravidez, embora seja um processo fisiológico normal, é um período de experiência crítica para a mulher. Durante este período, a mulher inicia uma cadeia de alterações anatómicas e fisiológicas que aumentam a sua vulnerabilidade a doenças de vários tipos. Estas alterações na mãe podem deteriorar a sua própria saúde. Devem ser prestados cuidados pré-natais completos durante o período de gravidez para garantir um resultado saudável.

O registo pré-natal, as consultas pré-natais, a profilaxia do tétano e da anemia são os componentes importantes dos serviços pré-natais.

A situação atual dos serviços de cuidados pré-natais na Índia, tal como reflectida no Perfil Nacional de Saúde 2011 (CBHI, MOHFW, Nova Deli), é a seguinte

1. Mães que receberam pelo menos 3 consultas de ANC: 49.7%
2. Mães que consumiram comprimidos de IFA durante 90 dias ou mais: 18.8%
3. Mães que receberam 2 injecções de TT: 72.8%
4. Entregas institucionais: 46.9%
5. Entregas seguras: 52.3%.

Visitas pré-natais:

Idealmente, a mãe deve ir à clínica pré-natal uma vez por mês durante os primeiros 7 meses; duas vezes por mês, durante o mês seguinte; e depois disso, uma vez por semana, se tudo estiver normal. Na Índia, uma grande parte das mães pertence a um grupo socioeconómico inferior e muitas delas são trabalhadoras. Consequentemente, é difícil para elas comparecerem à clínica pré-natal com tanta frequência. Nestes casos, o objetivo deve ser um mínimo de três consultas que abranjam todo o período de gravidez, como se indica a seguir 1st consulta às 20 semanas

ou logo que a gravidez seja conhecida
2nd visita às 32 semanas
3rd visita às 36 semanas.

Um mínimo de três consultas é essencial para prestar cuidados completos à mãe. De acordo com o NFHS-3, 50,7% das mulheres tiveram 3 ou mais consultas de ANC e, de acordo com o DLHS-3, 51,1% das mulheres tiveram 3 ou mais consultas de ANC.

No presente estudo, das 400 mulheres, 139 (34,75%) tiveram menos de 3 consultas de ANC e 261 (65,25%) tiveram 3 ou mais de 3 consultas de ANC.

Registo pré-natal:

O registo da gravidez é essencial para prestar cuidados eficazes e para o acompanhamento da mãe. Os melhores cuidados são possíveis se forem iniciados o mais cedo possível. Muitos dos problemas de saúde da mãe podem ser tratados corretamente se forem detectados mais cedo. Também os problemas de saúde do feto podem ser diagnosticados e intervir adequadamente se forem detectados mais cedo. Mas isto só é possível quando a mãe se dirige ao centro de saúde durante o início da gravidez, especialmente nas 12 semanas de gestação.

Os resultados do nosso estudo mostram que, de um total de 400 mulheres, apenas 106 (26,5%) grávidas se registaram com 3 meses ou menos, enquanto 294 (73,5%) tiveram um registo tardio.

5. Bisoi et al[37] (2011) descobriram que apenas 22,6% das mulheres grávidas se registaram com ou antes das 12 semanas de gestação.

Profilaxia da anemia:

A gravidez aumenta a procura de ferro e de ácido fólico. Devido à elevada prevalência de anemia por deficiência de ferro nas mulheres grávidas indianas, a profilaxia da anemia assume um lugar importante nos cuidados pré-natais. Um comprimido de ferro e ácido fólico contendo 60 mg de ferro elementar (180 mg de sulfato ferroso) e 0,5 mg de ácido fólico, se administrado diariamente, pode ser suficiente para a profilaxia da anemia. A administração deve ser continuada durante 3 meses, mesmo depois de o nível de hemoglobina ter voltado ao normal. Isto é necessário para garantir reservas adequadas de ferro para as necessidades futuras das mulheres. No âmbito do programa de saúde reprodutiva e infantil (RCH), todas as mulheres grávidas têm de consumir um comprimido de ácido fólico e ferro (IFA) diariamente durante, pelo menos, 100 dias.

Os resultados do presente estudo mostram que 380 (95%) mulheres grávidas completaram o ciclo completo de comprimidos de ferro/ácido fólico.

Zoe Matthews, Shanti Mahendra, Asha Kilaru e Saraswathy Ganapathy[16] (2001) descobriram que uma elevada percentagem de mulheres a quem foram receitados suplementos de ferro (85%) referiu tomá-los "regularmente".

Profilaxia do tétano:

A imunização com o toxoide tetânico protege a mãe do tétano puerperal e os seus recém-nascidos do tétano neonatal. Uma vez que a mulher gera uma resposta de anticorpos adequada para se proteger a si própria e aos seus filhos apenas 2-3 semanas após receber a segunda dose, a imunização contra o tétano da mulher é concluída o mais cedo possível. Na prática, a primeira dose é administrada no primeiro contacto pré-natal de uma mulher grávida, e a segunda dose pelo menos um mês antes da data prevista para o parto e pelo menos um mês após a primeira dose. Apenas uma dose de reforço da vacina é administrada em gravidezes subsequentes. No caso de uma mulher que se apresente no final da gravidez, é administrada pelo menos uma dose primária de vacina se não houver historial de vacinação anterior. Para uma proteção eficaz da mãe e do filho contra o tétano, é essencial o registo precoce da vacinação contra o toxoide tetânico.

No nosso estudo, de um total de 400 mulheres, 392 (98%) receberam injecções de TT

Jagdish C. Bhatia e John Cleland[13] (1995) verificaram que 90% das mulheres declararam ter recebido profilaxia com toxoide tetânico e ácido fólico.

Khan et al[19] (2012) descobriram que 60,5% das mães receberam pelo menos uma injeção contra o tétano durante a gravidez.

6. CARACTERÍSTICAS DO PARTO E RESULTADOS DA GRAVIDEZ DE 395 MULHERES GRÁVIDAS

Caraterística de entrega:

No presente estudo, de um total de 400 mulheres grávidas, 395 deram à luz um bebé, enquanto as restantes 5 mulheres acabaram por abortar. Assim, o parto só foi possível em 395 mulheres. Por conseguinte, as caraterísticas do parto de 395 mulheres são descritas a seguir.

Parto a termo & Assistência necessária no parto:

O parto normal a termo (FTND) é o resultado esperado de todos os partos. O parto normal a termo é o parto vaginal após 37 semanas de gestação sem qualquer assistência ou complicações. Os partos antes das 37 semanas de gestação são partos pré-termo e 14 dias após a data prevista para o parto são partos pós-maturos. Prevê-se que 90% dos partos sejam normais e que os restantes 10% sejam pré-termo ou pós-termo, o que normalmente requer algum tipo de assistência.

No nosso estudo, dos 395 partos, 352 (89,11%) foram partos a termo, 24 (6,06%) foram partos pré-termo e 18 (4,83%) foram partos pós-maturidade. Dos 395 partos, 343 (86,9%) não necessitaram de qualquer assistência, ou seja, parto normal, enquanto 52 (13,1%) partos necessitaram de alguma assistência, quer de LSCS quer de outra assistência.

Entrega segura:

O parto seguro é aquele que é efectuado no instituto de saúde por pessoal qualificado. As principais estratégias no âmbito da segunda fase da RCH são os cuidados obstétricos essenciais, os cuidados obstétricos de emergência e o reforço do sistema de referência. As componentes importantes dos cuidados obstétricos essenciais são o parto institucional e a assistência qualificada ao parto.

Local de entrega:

Embora o instituto de saúde seja o melhor local para realizar o parto, a maioria dos partos na Índia ainda é efectuada em casa, especialmente nas zonas rurais.

Os centros de saúde primários (PHC) e os centros de saúde comunitários (CHC) são responsáveis pela prestação de cuidados obstétricos básicos. A fim de promover os partos institucionais, foram tomadas disposições para conceder honorários adicionais ao pessoal, a fim de incentivar a prestação de serviços de parto 24 horas por dia nos PHCs/CHCs.

No presente estudo, dos 395 partos, 338 (85,57%) foram efectuados no hospital, enquanto 57 (14,43%) foram realizados em casa.

A proporção de partos institucionais na Índia aumentou de 56,7% em 2006-07 para 78,5% em 2010-11[84]

Pandey et al[18] (2007) descobriram que a proporção de partos institucionais era de 48,54%.

Khan et al[19] (2012) descobriram que 79,5% dos partos eram efectuados em casa. As práticas perigosas eram comuns nos partos domiciliários.

RN Sinha, S Dasgupta, D Pal, NK Mondal, PR Karmakar, B Baur, AK Mandal[17] (2001) A proporção de partos domiciliários variou entre 16,7% (Calcutá) e 72,7% (zonas de alto risco).

Assistência qualificada ao parto:

A OMS sublinhou que a assistência qualificada em todos os partos é essencial para reduzir a mortalidade materna. Por pessoal de saúde qualificado entende-se exclusivamente o pessoal (por exemplo, médicos, enfermeiros, parteiras) que recebeu formação para dominar as competências necessárias para gerir partos normais e diagnosticar ou encaminhar complicações obstétricas. As parteiras tradicionais, com ou sem formação, não estão incluídas nesta categoria. Mas as parteiras tradicionais continuam a desempenhar um papel importante durante os partos nas nossas sociedades, especialmente nas zonas rurais. De acordo com os Objectivos de Desenvolvimento do Milénio (ODM), a proporção de partos assistidos por pessoal qualificado por cada 100 nados-vivos é o indicador importante para melhorar a saúde materna. De acordo com os relatórios de 2007-2008, apenas 52,7% dos partos na Índia são assistidos por pessoal qualificado, contra o objetivo de 100%.

Os resultados do nosso estudo mostram que, dos 395 partos, 293 (74,18%) foram efectuados por um médico, 72 (18,23%) foram efectuados por um médico de família e 30 (7,59%) foram efectuados por um técnico de saúde qualificado. Assim, 365 (92,4%) partos são assistidos por pessoal qualificado

RN Sinha, S Dasgupta, D Pal, NK Mondal, PR Karmakar, B Baur, AK Mandal[17] (2001) observou que os partos efectuados por pessoal sem formação eram de 60,8% nos países de elevada densidade populacional.
áreas de risco, 38,1% nos aglomerados do Estado e entre 14,2% e 29,4% nas três áreas urbanas.

Shelah S Bloom, Theo Lippeveld e David Wypij[15] (1999) descobriram que quase três quartos das mulheres recorreram a um profissional de saúde para o seu parto mais recente e que apenas 59% das mulheres deram à luz numa unidade de saúde.

Peso do recém-nascido à nascença:

O peso à nascença do recém-nascido é um resultado importante após o parto da mãe. É também um fator determinante da saúde e da sobrevivência da criança. Uma meta de peso à nascença de pelo menos 2,5 kg para 90% dos recém-nascidos constitui um indicador global para a monitorização e avaliação da estratégia global de Saúde para todos/200. Um bebé com baixo peso à nascença (BPN) é qualquer bebé com um peso à nascença inferior a 2,5 kg, independentemente da idade gestacional. Os factores maternos associados ao BPN incluem a subnutrição, a anemia grave, o trabalho físico pesado durante a gravidez, a hipertensão, a malária, o tabagismo, o baixo estatuto económico, a baixa estatura materna, a idade muito jovem, a paridade elevada e o baixo nível de instrução.

No presente estudo, dos 395 nados-vivos, 88 (22%) eram bebés com BPN, pesando menos de 2,5 kg.

Os bebés com baixo peso à nascença representam cerca de 28% de todos os nados-vivos na Índia. Mais de metade destes nascem a termo.

Resultado da gravidez:

No presente estudo, os resultados da gravidez são medidos em termos de resultados maternos e fetais. Os resultados maternos são medidos em termos de aborto e morte materna, enquanto os resultados fetais são medidos em termos de nados-vivos e nados-mortos. Os serviços de cuidados maternos adequados podem melhorar o resultado da gravidez.

O presente estudo revelou que, de um total de 400 mulheres grávidas, 395 (98,75%) tiveram todos os nascimentos com vida e 5 (1,25%) gravidezes terminaram em aborto. Não foi registado nenhum nado-morto ou morte materna no presente estudo.

A incidência de aborto é de cerca de 10-20% de todas as gravidezes clínicas[2]

DW Khandait, NN Ambadekar, SP Zodpey, ND Vasudeo[56] verificaram que a taxa de nados-mortos era de 2,5%.

7. ESTIMATIVA DE GRAVIDEZ DE ALTO RISCO E FACTORES DE RISCO ENVOLVIDOS

Gravidez de alto risco

Os factores de risco podem ser definidos como as caraterísticas ou circunstâncias de uma pessoa ou de um grupo que estão associadas a um risco acrescido de ter, desenvolver ou ser especialmente afetado por um processo mórbido.

Uma gravidez é definida como **de alto risco** quando existe a probabilidade de um resultado adverso para a mulher e/ou para o seu bebé, ou seja, maior do que a incidência desse resultado na população geral de grávidas.[2]

A deteção da gravidez de risco exigirá o contacto com todas as mulheres grávidas da comunidade e, por sua vez, levará a uma reconsideração e reafectação de recursos com uma melhor cobertura. A necessidade de observar, medir e decidir sobre a ação aumentará a sensibilização, o envolvimento e a eficiência do profissional de saúde a todos os níveis.

Cerca de 20-30% das gravidezes pertencem a esta categoria. Se quisermos melhorar os resultados obstétricos, este grupo deve ser identificado e receber cuidados adicionais. Mesmo com cuidados pré-natais e intranatais adequados, este pequeno grupo é responsável por 70-80% da mortalidade e morbilidade perinatais.[3]

No presente estudo, todas as 400 mulheres grávidas foram classificadas em gravidezes de alto risco e gravidezes normais de acordo com os critérios da OMS para gravidezes de alto risco.

De acordo com os critérios da OMS, os seguintes casos incluem mães de alto risco.

1. Idosos primi (30 anos e mais)
2. Primi de baixa estatura (140 cm e menos)
3. Malformações (pélvis, transversal, etc.)
4. Hemorragia anteparto, ameaça de aborto
5. Pré-eclampsia e eclampsia

6. Anemia
7. Gémeos, hydramnios
8. Parto morto anterior, morte intra-uterina, remoção manual da placenta
9. Avó idosa multípara
10. Prolongar a gravidez (14 dias após a data prevista para o parto)
11. História de cesariana ou parto instrumental anterior
12. Gravidez associada a doenças gerais, nomeadamente doenças cardiovasculares, doenças renais, diabetes, tuberculose, doenças hepáticas, etc.

O critério da OMS foi ligeiramente modificado para a classificação da categoria de anemia. De acordo com os critérios da OMS, o nível de hemoglobina <11gm% é considerado anémico, mas no presente estudo o nível de hemoglobina <10gm% foi considerado anémico. Os restantes critérios da OMS continuam a ser os mesmos.

Espera-se que a estratégia de risco tenha efeitos de grande alcance em toda a organização dos serviços de saúde materno-infantil e conduza a melhorias tanto na cobertura como na qualidade dos cuidados de saúde, a todos os níveis, especialmente a nível dos cuidados de saúde primários·[1]

O presente estudo revela que, das 400 grávidas, 211 (52,8%) eram grávidas de alto risco e 189 (47,2%) eram grávidas normais.

Latifa et al[31] (1996), no seu estudo de avaliação das consultas pré-natais dos centros de saúde primários para a maternidade e o hospital pediátrico, concluíram que 69,6% dos casos apresentavam factores de alto risco durante a gravidez.

Mubasher Mahmuda, Rai Hameed[32] (2003) estudaram a prevalência e o resultado de gravidezes de alto risco na zona rural de Lahore e descobriram que a prevalência de gravidezes de alto risco na comunidade era de 64,96%.

H. Akthar, S Sultana, A Siddique[33] (2009) efectuaram um estudo para avaliar os resultados neonatais em gravidezes de alto risco e concluíram que a incidência de gravidezes de alto risco era de 4,52%.

Patrick et al[34] (2011) descobriram que cerca de um quarto das mulheres (26%) tinha uma gravidez de alto risco, enquanto cerca de um décimo (9,1%) tinha uma gravidez de muito alto risco.

Mallarpur et al[35] (2011) efectuaram um estudo transversal de base hospitalar para estudar o resultado da gravidez e verificaram que 62,55% eram de alto risco.

A maioria dos estudos acima referidos revela que a proporção de gravidez de alto risco é superior a 50%. As diferentes prevalências de gravidez de alto risco podem dever-se a diferenças no local da área de estudo, à classificação utilizada para determinar a gravidez de alto risco, ao padrão dos serviços de saúde, etc.

GRAVIDEZ DE ALTO RISCO E FACTORES DE RISCO:

Todas as 211 mulheres grávidas identificadas como gravidez de alto risco, quando classificadas de acordo com os factores de risco individuais, podem revelar o seguinte perfil. Uma vez que alguns dos factores, como a anemia, a altura, a paridade e os antecedentes obstétricos, foram observados em mais do que uma mulher, a frequência total dos factores individuais pode não corresponder à frequência total das mães de alto risco.

Factores de risco elevados.[3]	Não. N=400	Percentagem
Anemia* (Hb% < 10 gm)	158	39.5
Pré eclampsia	49	12.2
Anterior LSCS	26	6.5
Gravidez prolongada (14 dias após o EDD)	18	4.5
Primi de baixa estatura (altura < 140 cm)	14	3.5
Idosos, grandes multíparos (Paridade >4)	11	2.8
Parto morto anterior/IUD ou remoção manual da placenta	8	2.0
Hemorragia anteparto	3	0.8
Gravidez associada a doenças gerais como doença cardíaca*, doença renal, doença da tiroide, diabetes, tuberculose, doença hepática.	1	0.2

*critério ligeiramente modificado

K. Kalaivani[36] (2009), no seu artigo de revisão sobre a prevalência e as consequências da anemia na gravidez, descreve que a prevalência da anemia na Índia é de cerca de 6575%

S. Bisoi et al[37] (2011) descobriram que o nível médio de hemoglobina era de 10,1±0,98 gm% e que, no total, 67,8% das mulheres grávidas estavam anémicas, sendo que 50,9%, 12,4% e 4,5% tinham graus ligeiro, moderado e grave, respetivamente.

Panigrahi et al[39] (2011), no seu estudo transversal numa zona de bairros degradados, descobriram que a prevalência de anemia era de 60,8%.

Pushpa O. Lokare Et Al[40] (2012), no seu estudo em Aurangabad sobre a prevalência da anemia, descobriram que a prevalência global de anemia entre as mulheres grávidas era de 87,21%. 49 (12,25%) tinham pré-eclâmpsia,

Alex et al[41] (1987) descobriram que a hipertensão induzida pela gravidez (HIP) é a complicação mais comum da gravidez e afecta até 12% das gravidezes.

Mackenzie et al[53] (2003) observaram que o pedido materno foi uma das principais indicações para a cesariana (23%) em 1996. A obstetrícia defensiva é outra razão comum para as altas taxas de cesariana. Observou-se que 82% dos médicos realizaram a cesariana para evitar reclamações por negligência.

Abha et al[55] (2009) realizaram um estudo para analisar a cesariana e descobriram que a taxa global de cesarianas passou de 26,2% em 2006 para 20,7% em 2007.

1. 18 (4,5%) tiveram uma gravidez prolongada,
2. 14 (3,5%) eram primatas de baixa estatura,
3. 11(2,75%) eram idosas e multíparas,

LC Ikeako e L Nwajiaku[43] (2010), no seu estudo retrospetivo sobre os problemas da grande multiparidade, concluíram que a incidência de grande multiparidade era de 7,53%, 8 (2%) tinham antecedentes de nado-morto/IUD ou remoção manual da placenta,

Shelah S Bloom, Theo Lippeveld e David Wypij[15] (1999) descobriram que quase um quarto das mulheres tinha sofrido pelo menos uma morte infantil; mais de um terço destas mulheres tinha perdido 2 ou mais filhos, 3 (0,75%) tinham tido hemorragia anteparto, 1 (0,25%) tinha doença cardíaca

Nenhuma mulher (0%) apresentava outros factores de risco, tais como doença renal, doença da tiroide, diabetes, tuberculose, doença hepática, idosos primitivos, gémeos/hidrâmnios ou malformações.

Gajjar F, Maitra NK[50] (2005) descobriram no seu estudo que a taxa de deteção de diabetes mellitus gestacional (GDM) era de 2,6%

Algumas entidades importantes na gravidez	**Prevalência em percentagem**[3]
Gravidez de alto risco	20-30
Anemia	40-80
Pré eclampsia	5-15
Hemorragia anteparto	3
Doença cardíaca	<1%
Diabetes	1-14
Tiroide disfunção/hipertiroidismo	0.2

Icterícia	0.1-0.4
Tuberculose	1-2
Rim doença/pielonefrite	1-3
VIH	<0.5
Gémeos	1
Hydramnios	1-2

8. CARACTERÍSTICAS SÓCIO-DEMOGRÁFICAS DAS GRAVIDEZES DE ALTO RISCO

A comparação das caraterísticas sócio-demográficas das mulheres com gravidez de alto risco e normal revela as seguintes conclusões

A distribuição etária das mães grávidas de alto risco é comparável à das mães grávidas normais (P>0,05).

A distribuição por religião das mulheres grávidas normais é semelhante à do grupo de gravidez de alto risco (P>0,05).

Não há diferença significativa no nível de literacia das mães de alto risco e das mães do grupo normal (P>0,05).

A distribuição profissional das mulheres grávidas do grupo de alto risco é significativamente diferente da das mães do grupo normal (P<0,05)

A comparação do grupo de alto risco com o grupo de mães normais, de acordo com o tipo de família, não revela diferenças significativas (P>0,05).

O estatuto socioeconómico das mães de alto risco não é significativamente diferente do das mães normais (P>0,05).

61 (28,9%) mães grávidas de alto risco tinham dependência do tabaco, em comparação com 39 (20,6%) mães do grupo normal. A diferença não é estatisticamente significativa (P>0,05).

Os resultados acima referidos mostram que o perfil sociodemográfico das mães de alto risco e das mães normais é semelhante no que se refere à idade, religião, educação, estatuto socioeconómico e adição ao tabaco. A única diferença observada é entre o seu estatuto profissional. Das 211 mães de alto risco, 43 (20,4%) exercem algum tipo de atividade produtiva, em comparação com 24 (12,7%) das mães normais. Como se trata de um ambiente rural, a maioria das mães está a fazer trabalho agrícola, que é perigoso durante a gravidez. Além disso, como trabalham no sector não organizado, não lhes pode ser assegurado o direito à licença de maternidade.

H. Akthar, S Sultana , A Siddique[33] mostraram no seu estudo que 17,69% das gravidezes de alto risco eram inferiores ou iguais a 19 anos e 8,84% eram superiores ou iguais a 30 anos de idade, 63,69% das gravidezes de alto risco eram analfabetas e

36,31% eram alfabetizadas.

9. CARACTERÍSTICAS REPRODUTIVAS DAS GRAVIDEZES DE ALTO RISCO

Quase um quinto dos casamentos, entre gravidezes de alto risco (20,9%) e gravidezes normais (19%), ocorre antes da idade legalmente permitida de 18 anos. Todos os casamentos estão a ocorrer antes dos 25 anos de idade. Não existe diferença significativa na distribuição etária entre as mães com gravidez normal e de alto risco (P>0,05).

A gravidez na adolescência é perigosa tanto para a mãe como para a criança e afecta também as futuras gravidezes. 41,7% das gravidezes entre as mães de alto risco são gravidezes de adolescentes, em comparação com 43,4% das gravidezes de mães normais. Esta diferença não é estatisticamente significativa (P>0,05). A maioria das mulheres grávidas de ambos os grupos teve a sua primeira gravidez entre os 20 e os 24 anos de idade.

A história de casamento consanguíneo é muito alta (9,1%) entre as gestações de alto risco, em comparação com 0,5% nas gestantes normais. Esta diferença é estatisticamente significativa (P<0,01)

Das 211 gravidezes de alto risco, 88 (41,7%) eram primigestas, em comparação com 70 (37%) nas mães normais. Mas esta diferença não é significativa (P>0,05)

A paridade das mães de alto risco é significativamente diferente da das mães do grupo normal (P<0,05). 11 (5,2%) das 211 gravidezes de alto risco tinham uma paridade de 4 ou mais.

Assim, de todos os factores reprodutivos importantes, o casamento consanguíneo e a paridade elevada são significativamente mais frequentes em mães de alto risco. Estes factores são factores de risco para o desenvolvimento de anomalias congénitas e anemia.

H. Akthar, S Sultana , A Siddique[33] mostraram que 17,69% das gravidezes de alto risco eram primigestas.

10. CUIDADOS PRÉ-NATAIS RECEBIDOS EM MÃES DE ALTO RISCO

Na abordagem de alto risco, os cuidados são prestados a todos, mas são oferecidos cuidados especiais aos que necessitam de cuidados especiais.

Encontrámos uma diferença grosseira no registo precoce das gravidezes entre as mães de alto risco e as mães normais. Apenas 18,9% das gravidezes de alto risco foram registadas aos 3 meses ou menos, em comparação com 34,9% nas mães normais. A diferença é estatisticamente significativa (P<0,01).

O consumo de comprimidos de ferro/ácido fólico entre as gravidezes de alto risco (94,3%) não difere significativamente (P>0,05) das mães normais (95,7%).

Também a cobertura de TT entre as gravidezes de alto risco (97,6%) não é significativamente diferente (P>0,05) da cobertura de TT em mães normais.

A cobertura de CPN em termos de 3 ou mais de 3 consultas de CPN revelou que a cobertura de CPN é maior nas mães de alto risco (88,6%) do que nas mães normais (39,2%). A diferença é estatisticamente significativa (P<0,01).

11. INTERVENÇÃO NECESSÁRIA E UTILIZADA EM MÃES DE ALTO RISCO.

Para que a estratégia de risco seja eficaz, a avaliação do risco deve ser seguida de uma intervenção precoce e adequada. O objetivo da intervenção de risco é eliminar ou minimizar o risco, de modo a que a gravidez possa decorrer sem problemas, completando o seu ciclo completo

e não ter consequências negativas. Dependendo do fator de risco envolvido, pode ser decidido o local das medidas de intervenção. A maioria das intervenções é efectuada nos centros de saúde locais. Mas, por vezes, são necessárias intervenções específicas por parte de médicos especialistas em centros de referência superiores.

Exemplos de tipo de intervenção:

Educação geral para as raparigas, disponibilidade de aconselhamento em matéria de contraceção, cuidados de saúde e educação sanitária antes da gravidez Controlo das doenças endémicas, suplementação e aconselhamento nutricional, segurança social e legislação laboral. Cuidados pré-natais precoces e adequados, supervisão pré-natal regular e aconselhamento pré-natal, vacinação (TT), encaminhamento para o hospital em caso de, por exemplo, hemorragia, diabetes, hipertensão, gravidez prolongada, métodos especiais de diagnóstico e monitorização fetal, indução do parto ou cesariana electiva

As estratégias serão determinadas pelas prioridades e pelos recursos. Para alguns factores de risco, a intervenção será orientada para a redução do fator de risco. Para outros, a estratégia consistirá em alertar o serviço para outras acções.

No presente estudo, 211 mães de alto risco foram identificadas para receber algum tipo de intervenção especial. No entanto, 11 mães, embora identificadas como mães de alto risco, não foram aconselhadas a receber qualquer intervenção. Este facto pode dever-se a conceitos errados dos profissionais de saúde. No total, 147 mães de alto risco receberam tratamento e acompanhamento ao nível dos CSP, enquanto outras 43 foram encaminhadas para centros superiores. Das 190 mães de alto risco que seguiram os conselhos, 186 (97,9%) estavam satisfeitas com os serviços recebidos

A intervenção para a anemia (comprimidos IFA a nível dos PHC) e o tratamento de doenças cardíacas (no centro de referência) foram completamente utilizados. Mais de dois terços das mães seguiram os conselhos dados às mães de alto risco com antecedentes de aborto, nado-morto, DIU e LSCS. As mães com pré-eclâmpsia e APH também seguiram os conselhos e efectuaram o tratamento em grande medida. No entanto, observou-se uma fraca resposta nas mães com baixa estatura, multíparas e com parto atrasado.

RN Sinha, S Dasgupta, D Pal, NK Mondal, PR Karmakar, B Baur, AK Mandal[17] (2001) efectuaram um estudo sobre a cobertura dos serviços de cuidados maternos no Estado de Bengala Ocidental e descobriram que os "sinais de perigo" da gravidez eram comunicados a apenas 21,1% a 38,2% das mães grávidas.

Marilyn Mcdonagh[14] (1996) mostrou que 15% dos casos de alto risco não foram identificados durante o período pré-natal.

Latifa et al[31] (1996), no seu estudo de avaliação das consultas pré-natais dos centros de saúde primários para a maternidade e o hospital pediátrico, concluíram que as taxas de encaminhamento variavam entre 11,5 e 21,12 por cada 100 consultas e que muitos factores, como a baixa estatura e/ou a idade inferior a 16 anos, não eram encaminhados.

12. RESULTADO DA GRAVIDEZ DE ALTO RISCO

O principal objetivo dos serviços de cuidados maternos é obter um resultado frutuoso que conduza a um parto seguro e a um nascimento seguro da criança. No entanto, apesar de a gravidez ser um processo fisiológico normal, a mulher grávida sofre muitas alterações estruturais e funcionais que podem levar a um aumento do stress e da tensão. Além disso, o período de gravidez é muito longo (estendendo-se até aos 9 meses). Por isso, é necessário ter o máximo cuidado durante o período de gravidez.

O resultado da gravidez está relacionado com a saúde da mãe e da criança. O resultado materno pode estar relacionado com o parto normal, o aborto e a morte materna. O resultado fetal está relacionado com o peso à nascença, a morte fetal e a anomalia fetal.

No presente estudo, os resultados da gravidez em termos de nado-vivo, nado-morto, aborto e morte materna não diferem significativamente nas mães normais e de alto risco ($P>0,05$). Não foi observada qualquer mortalidade materna ou nado-morto neste estudo.

O local de parto (institucional/doméstico), a pessoa que efectua o parto (médicos, ANMs e dai treinados) não diferem significativamente entre mães de alto risco e mães normais ($P>0,05$).

Mas observou-se que, dos 206 partos em mães de alto risco, 164 (79,6%) partos foram a termo, em comparação com todos os 189 (100%) partos a termo em mães normais. A diferença é estatisticamente significativa ($P<0,01$).

Também foi observada uma forte associação entre o peso à nascença dos bebés em mães normais e de alto risco. O risco de bebés com baixo peso à nascença é 2,7 vezes maior (OR=2,66) em mães de alto risco em comparação com mães normais (ou seja, mães sem risco/baixo risco).

A necessidade de assistência no parto é definitivamente diferente nas gravidezes normais e de alto risco. A necessidade de assistência no parto é quase 11 vezes superior (OR=10,88) nas mães de alto risco em comparação com as mães normais (ou seja, mães sem risco/baixo risco).

H. Akthar, S Sultana, A Siddique[33] mostraram que 77,43% das gravidezes de alto risco tiveram um parto a termo, enquanto 17,69% foram pré-termo.

H. Akthar, S Sultana, A Siddique[33] mostraram que 70,79% das gravidezes de alto risco tiveram parto por FLC, 26,54% por parto natural e 2,65% por fórceps.

Marilyn Mcdonagh[14] (1996) descobriu que 87,2% das gravidezes de alto risco na Índia têm um parto normal.

DWKhandait , NNAmbadekar, SPZodpey, ND Vasudeo[56] constatou que a taxa de nados-mortos era de 2,5%

B S Deswal, J V Singh, D Kumar[58] (1999) verificaram que a proporção global de bebés com baixo peso à nascença era de 21,8%. O baixo peso materno, a subnutrição, a falta de cuidados pré-natais, o curto intervalo entre gravidezes e a toxemia da gravidez eram factores independentes que aumentavam significativamente o risco de baixo peso à nascença.

R.K Sharma, P.P.S Cooner, A.S Sekhon, D.S Dhaliwal, Kamaljit Singh[59] (1999) verificaram que a incidência global de bebés com baixo peso à nascença era de

19,1%. A incidência de BPN foi máxima (26,6%) nas mães com altura inferior a 150 cm.

R. Biswal et al[62] (2008) descobriram que a incidência de BPN era de 31,3%

Ashtekar et al[63] (2010) efectuaram um estudo analítico no qual se verificou que a prevalência global de BPN era de 24%.

Rao et al[61] (2007) descobriram que a prevalência de BPN na zona rural de Haryana era de 24,3%.

RESUMO E CONCLUSÕES

Foi efectuado um estudo descritivo de base comunitária com um desenho longitudinal numa área de serviço do centro de saúde primário com uma população aproximada de 42 000 pessoas, com o objetivo de avaliar o estado de risco das mulheres grávidas numa zona rural, que será utilizado para elaborar diretrizes para melhorar os serviços maternos. Foi estudado um total de 400 mulheres. Com base nas observações e nos resultados do presente estudo, são tiradas as seguintes conclusões

1. **Perfil de saúde das mulheres grávidas na zona rural:**

- 14,8% das mulheres atualmente grávidas são adolescentes.
- 20% de mulheres grávidas casadas antes da idade legalmente permitida de 18 anos
- Uma grande percentagem, ou seja, 40,8% das mulheres grávidas, era analfabeta
- Uma elevada percentagem (84%) de mulheres pertencia à classe pobre
- A idade da primeira gravidez foi inferior a 19 anos em 42,5% das mulheres.
- História de casamento consanguíneo encontrada em 20% das mulheres grávidas.
- A altura média das mulheres grávidas é de 150 cm,
- O aumento de peso médio durante a gravidez é de 8,8 kg
- O nível médio de hemoglobina em mulheres grávidas é de 10gm%

2. **Perfil dos cuidados de saúde e resultados da gravidez:**

- O registo precoce da gravidez (<12 semanas) foi encontrado em 26,5% das mulheres.
- 95% das mulheres grávidas recebem o comprimido de IFA
- 98% das mulheres grávidas completaram o curso da injeção de TT
- O parto a termo ocorreu em 90% das gestações
- 87% dos partos foram normais.
- 86% dos partos foram hospitalares.
- 92,4% partos assistidos por pessoal qualificado (médico, ANM)
- 22% das mulheres tiveram bebés com baixo peso à nascença.

3. **Gravidez de alto risco e suas caraterísticas:**

- 52,8% das gravidezes eram de alto risco
- A anemia foi o principal fator de risco (39,5%), seguida da HIP (12,25%)
- A mãe trabalhadora, a história de casamento consanguíneo e o estatuto de multiparidade foram significativamente mais frequentes nas mães de alto risco,
- A resposta ao registo precoce da gravidez e às consultas de ANC foi muito fraca nas mães de alto risco.
- 90% das mães de alto risco seguiram os conselhos dados para a intervenção.
- 80% das mães de alto risco necessitaram de intervenção ao nível dos PHC, enquanto 20% necessitaram de intervenção num centro de referência superior.
- O risco de bebés com baixo peso à nascença é 2,7 vezes maior nas mães de alto risco em comparação com as mães normais.
- A necessidade de assistência no parto é quase 11 vezes superior nas mães de alto risco em comparação com as mães normais (ou seja, mães sem risco/baixo risco).
- O resultado da gravidez em termos de nado-vivo, nado-morto, aborto e morte materna não difere significativamente em mães normais e de alto risco.

RECOMENDAÇÕES

As recomendações específicas baseadas nas conclusões do estudo são as seguintes

" **Melhoria do nível de instrução das mulheres**: Quanto mais instruídas forem as mulheres, mais conscientes estarão das suas necessidades em matéria de saúde e dos serviços à sua disposição. Além disso, o ensino superior aumenta as oportunidades de emprego, o que conduz à independência económica. Por conseguinte, deve ser promovida a educação superior das raparigas e devem ser envidados esforços para reduzir o abandono escolar das raparigas. Já foram iniciados muitos programas governamentais para estas actividades. É essencial uma implementação adequada e o reforço das actividades do programa.

" **Antecipação das necessidades**: Dado que as mulheres em idade reprodutiva estão continuamente a entrar numa fase de maternidade e que a atitude individual e o comportamento em matéria de saúde estão sempre a mudar, os serviços de cuidados maternos devem ser avaliados com frequência e devem ser adoptadas as alterações necessárias para prestar melhores serviços.

" **Desenvolvimento socioeconómico**: Comunidade

Os programas de desenvolvimento devem ser reforçados para melhorar o estatuto socioeconómico da comunidade. A pobreza é um fator importante no acesso aos cuidados de saúde. Muitas pessoas vivem abaixo do limiar de pobreza. É necessário reforçar o programa de luta contra a pobreza. Deve-se ter o cuidado de proporcionar à secção mais pobre serviços gratuitos, serviços subsidiados ou serviços especiais como o Janani Suraksha Yojana.

" **Aconselhamento matrimonial**: A idade do casamento, a idade da primeira gravidez, o intervalo entre gravidezes, a dimensão da família e os casamentos consanguíneos são factores importantes para decidir o resultado da saúde materna. Devem ser promovidos serviços de aconselhamento matrimonial adequados para que as mulheres possam tomar decisões corretas.

" **Intervenção jurídica e participação da comunidade**: Para elevar o estatuto das mulheres na sociedade, a participação da comunidade deve ser assegurada através da educação sanitária ou da legislação sanitária. Devem ser tomadas medidas para garantir que a idade do casamento seja superior a 18 anos e que a gravidez na adolescência seja reduzida.

" **Reforço dos serviços de cuidados maternos**: Os programas ICDS, RCH e NRHM estão a prestar serviços de cuidados maternos. As actividades seguintes no âmbito destes programas devem ser reforçadas,

o Promover o registo precoce das gravidezes
o Nutrição suplementar para a mãe
o Suplementação de ferro e imunização contra o tétano
o Visitas pré-natais
o Promover as entregas institucionais.
o Aumentar os centros de referência para a intervenção sanitária
o Formação e incentivo dos profissionais de saúde
o Apoio aos serviços do sector privado da saúde

BIBLIOGRAFIA

Park K. Textbook of Preventive and Social Medicine (Manual de Medicina Preventiva e Social). 21st ed. Jabalpur: Banarsidas Bhanot; 2011; p.484-485,512
530,633
D. K. James, P. J Steen, C.P. Weiner, B. Gonicin, "High risk pregnancy-Management Options," 2nd Edition page no. 11, página no. 40.
D C Dutta, textbook of obstetrics, 7ª edição, Calcutá. Nova Agência Central do Livro (P) Ltd; 2011;95
6,201,211,220,241,260-301,630-633.
Nagral Kumud; 'Concept of Safe Motherhood in Ayurveda'; Journal of Family Welfare, junho de 1997; 43(2): 53-57
J. Kishore, National Health Programs of India, 9th edition New Delhi: century publications:2011; 123
Singh Surinder, Goyal RKD; 'Maternal and Child health services in India: past, present and future'; Indian journal, Maternal and Child health, 1997; 8(1): 1-4
Abou Zahr C, Wordlaw T, Stanton C, Hill K; 'Maternal Mortality', World Health State Q, 1996; 49(2): 77-78.
Dinh PH, To TH, Vuong TH, Hojer B, Persson LA. Ann, "Maternal factors influencing the occurrence of low birth weight in northern Vietnam" Trop pediatr. 1996 Dec; 16 (4) : 327-33
Rebecca J Cook e Bernard M Dickensa; Organização Mundial de Saúde; Advancing Safe Motherhood through Human Rights, 2001.
OMS; Direito das mulheres à vida e à saúde; Organização Mundial de Saúde, 2001
Bacon Francis 1620; Novum Organum, tradução inglesa, open court publishing, 1994.
N. Bhardwaj, S.B. Hasan, M. Zaheer; "Maternal Care Receptivity And Its Relation To Perinatal And Neonatal Mortality A Rural Study": Indian Paediatrics: Volume 32- abril de 1995.
Jagdish C. Bhatia e John Cleland (1995); "Determinants of Maternal Care In A Region Of South India"; Health Transition Review 5, 1995, 127 - 142
Marilyn Mcdonagh; "Is Antenatal Care Effective In Reducing Maternal Morbidity And Mortality? ; Oxford University Press 1996; Health Policy And Planning; 11(1): 1-15
Shelah S Bloom, Theo Lippeveld e David Wypij ; " Does Antenatal Care Makes A Difference To Safe Delivery? A Study In Uttar Pradesh, India; Oxford University Press(1999):Health Policy And Planning; 14(1); 38-48
Zoe Matthews, Shanti Mahendra, Asha Kilaru e Saraswathy Ganapathy; "Antenatal Care, Care-Seeking and Morbidity In Rural Karnataka, India: Results Of A Prospective Study"; Asia-Pacific Population Journal (2001), Vol. 16, No.2.
RN Sinha, S Dasgupta, D Pal, NK Mondal, PR Karmakar, B Baur, AK

Mandal ; "Coverage Of Maternal Care Services In The State Of West Bengal"; Indian
Jornal de Medicina Comunitária (2001), Vol.45, Edição : 4, Página : 116-21
Sanjay Pandey, Ravi Shankar, CMS Rawat, VM Gupta ; "Socio-Economic Factors And Delivery Practices In An Urban Slum Of District Nainital, Uttaranchal" , Indian Journal Of Community Medicine. Disponível em Http:/Www.Ijcm.Org.In Com Ip:116.203.68.82
Zulfia Khan, Saira Mehnaz, Abdul Razzaq Siddiqui, Athar Ansari, Salman Khalil, Sandeep Sachdeva : "All Slums Are Not Equal: Maternal Health Conditions Among Two Urban Slum Dwellers", Indian Journal Of Community Medicine, Jan 2012,Vol 37, Issue 1.
A.H. Bittles : Artigo de revisão, "The Impact Of Consanguinity On The Indian Population" ; Indian Journal Of Human Genetics : julho-dezembro 2002, Vol 8, Issue 2.
Suttur S. Malini, Nallur B. Ramachandra, "Possible Risk Factors For Down Syndrome And Sex Chromosomal Aneuploidy In Mysore, South India" ; Indian Journal Of Human Genetics, setembro-dezembro de 2007, Vol. 13, Número 3.
Bratati Banerjee, Pronab Chatterjee, Tushar Kanti Dey ; "Perinatal Mortality In Employed Women", Indian Journal Of Community Medicine, 2003, Vol. 28, Issue 3, P:112-116
Chabra S. Perinatal Outcome In Teenage Mothers (Resultados perinatais em mães adolescentes). J Obst And Gynae Col Of India, 1991:41:30-2
Bratati Banerjee, GK Pandey, Debashis Dutt, Bhaswati Sengupta, Maitreyi Mondal, Sila Deb ; "Teenage Pregnancy: A Socially Inflicted Health Hazard" , Indian Journal Of Community Medicine, julho de 2009, Vol 34, Número 3.
OMS. Tabaco ou saúde: um relatório sobre a situação mundial. Genebra: Organização Mundial de Saúde, 1997.
Gupta PC. Survey of socio-demographic characteristics of tobacco use among 99,598 individuals in Bombay, India using handheld computers. Tobacco Control1996; 5:11420.
M Rani, S Bonu, P Jha, S N Nguyen, L Jamjoum,Tobacco use in India: prevalence and predictors of smoking and chewing in a national cross sectional household survey: Tob Control 2003;12:e4 doi:10.1
Ray R,Mondal Ab,Gupta K,Chatterjee A,Bajaj P.The Extent,Pattern And Trends Of Drug Abuse In India:National Survey New Delhi.United Nations Office On Drugs And Crime And Ministry Of Social Justice And Empowerment,Government Of India;2004.
Inquérito Nacional de Saúde Familiar 2005-2006[Internet].The Mother And Child,Health And Education Trust;2010.Disponível em :Http:/Www.Hetv.Org/India/Nfhs/Nfhs3/Nfhs-3-Chapter13- Morbidity And Health Care.Pdf[Atualizado em 24 de novembro de 2009]
Grover S, Irpati AS, Saluja BS, Mattoo SK, Basu D. Mulheres dependentes

de substâncias que frequentam um centro de dependência no norte da Índia: perfil sócio-demográfico e clínico. Indian J Med Sci 2005.
Latifa S. Al-Soweilem, Abdallah M. Mangoud , "Evaluation Of Antenatal Referrals From The Health Centres To The Maternity And Children's Hospital In Dammam City, Saudi Arabia", Journal Of Family And Community Medicine, junho de 1996, Vol. 3, No. 1.
Mubasher Mahmuda , Rai Hameed. Prevalence And Out Come Of High Risk Pregnancies In The Rural Area Lahore 2003 - 2004. Ann Ny Acad Sci 1994; 18 (709): 86
H Akthar, S Sultana , A Siddique; " Neonatal Out Come In High Risk Pregnancy"; Taj 2009; 22(1): 26-29
Patrick Gold Oyibo, Peter Ndidi Ebeigbe, Eliabeth Uzoamaka Nwonwu: "Avaliação do estado de risco das mulheres grávidas que se apresentam para cuidados pré-natais numa unidade de saúde rural no estado de Ebonyi, no sudeste da Nigéria", North American Journal Of Medical Sciences 2011 September, Vol. 3, No. 9.
Ashalata A. Mallapur, Lalita Hiremath, Kalpana Kulkarni : "Obstetrical And Neonatal Outcome Of Pregnancy Among The Normal And High Risk Women" , Bombay Hospital Journal, 2011 Vol. 53, No. 3,.
K. Kalaivani: Artigo de revisão; "Prevalence & Consequences Of Anaemia In Pregnancy" (Prevalência e consequências da anemia na gravidez); Indian Journal Of Medical Research 130, Nov 2009, 627-633.
S. Bisoi, D. Haldar, T.K. Majumdar, N.Bhattacharya, G.N. Sarkar e S.K. Ray, "Correlates Of Anemia Among Pregnant Women in a Rural Area Of West Bengal", The Journal Of Family Welfare; June - 2011 Vol. 57, No.1.
Bankole Henry Oladeinde, Richard Omoregie, Mitsan Olley, Joshua A. Anunibe; "Prevalência de VIH e anemia entre mulheres grávidas"; Revista Norte-Americana de Ciências Médicas, dezembro de 2011, Vol 3.No. 12.
Anshuman Panigrahi, Prasun Bikash Sahoo ; "Nutritional Anaemia And Its Epidemiological Correlates Among Women Of Reproductive Age In An Urban Slum Of Bhubaneshwar, Orissa", Indian Journal Of Public Health, outubro-dezembro, 2011, Volume 55, Número 4,
Pushpa O. Lokare, Vinod D. Karanjekar, Prakash L. Gattani, Ashok P. Kulkarni: "A Study Of Prevalence Of Anaemia And Sociodemographic Factors Associated With Anaemia Among Pregnant Women In Aurangabad City, India"; Annals Of Nigerian Medicine /Jan-July 2012/ Vol 6/ Issue 1.
Ales Kl, Clarson Me. In Search of the True Inception Cohort. J Chronic Dis. 1987; 40:815-81.
Ales Kl, Frayer W, Hawks G, Et Al. Development And Validation Of A Multivariate Predictor Of Mortality In Very Low Birth Weight (Desenvolvimento e validação de um preditor multivariado de mortalidade em bebés com muito baixo peso à nascença). J Clin Epidemiol. 1988;41:1095-103
Lc Ikeako, L Nwajiaku, " Grand Multiparity : Experience At Awka,

Nigeria" ; Nigerian Journal Of Clinical Practice, Sep. 2010, Vol. 13(3): 301-305.
Rakesh Bharade, Rosemarie De' Souza, Anirudha More, Minal Harde : "Maternal Outcomes In Critically Ill Obstetrics Patients: A Unique Challenge", Indian Journal Of Critical Care Medicine, janeiro-março de 2012, Vol 16 Issue 1.
Rani A. Bang, Abhay T. Banga, M. Hanimi Reddy, Mahesh D. Deshmukh, Sanjay B. Baitule, Veronique Filippi ;
"Morbilidade materna durante o trabalho de parto e o puerpério em casas rurais e a necessidade de atenção médica: A Prospective Observational Study In Gadchiroli, India" , Bjog: An International Journal Of Obstetrics And Gynaecology; março de 2004, Vol. 111, Pp. 231-238.
Ola A. Akl , Hala K. Ibrahim , Heba M. Mamdouh ; "Perceived Reproductive Morbidity And Treatment Seeking Behavior Among Ever Married Women In Siwa Oasis,Egypt" , Journal Of American Science, 2011; 7(6).
Kirti Iyengar, Sharad D. Iyengar, Virendra Suhalka e Kalpana Dashora; "Pregnancy-Related Deaths In Rural Rajasthan, India: Exploring Causes, Context, And Care-
Seeking Through Verbal Autopsy" , J Health Popul Nutr 2009 April;27(2):293-302
Supriya Mayank, Rajiv Bahl, Ashok Rattan e Nita Bhandari; "Prevalence And Correlates Of Morbidity In Pregnant Women In An Urban Slum Of New Delhi": Asia- Pacific Population Journal, junho de 2001.
Purandare C. N., "Universal Screening For Gestational Diabetes Mellitus (GDM): Obrigatório", The Journal Of Obstetrics And Gynaecology Of India (março-abril de 2012) 62(2):141-143
Gajjar F, Maitra Nk; "Intrapartum And Perinatal Outcomes In Women With Gestational Diabetes And Mild Gestational Hyperglycemia" J Obstet Gynecol India, março/abril de 2005, Vol. 55, No. 2 : Pg 135-137.
Devabhaktuni Pratibha , Yarlagadda Srilakshmi , Devineni Kiranmai, Gogineni Swathi : "Pregnancy In Cases Of Congenital Heart Disease" , J Obstet Gynecol India Vol. 60, No. 1 : January / February 2010 Pg 33-37
Devabhaktuni Pratibha , Devineni Kiranmai , Vemuri Usha Rani , Namani Geeta Vani : "Pregnancy Outcome In Chronic Rheumatic Heart Disease" , J Obstet Gynecol India Vol. 59, No. 1 : janeiro/fevereiro 2009 Pg 41-46.
Mackenzie IZ, Cooke I, Annan B. Indications For Caesarean Section In A Consultant Unit Over The Decades. J Obstet Gynecol 2003; 23:233-8.
Doshi Haresh , Tripathi Jagruti , Maheshwari Sonal , Gupta Arti ; "Cesarean Section - Changing Trends - A National Survey" , J Obstet Gynecol India Vol. 59, No. 2 : March/April 2009 Pg 140-144.
Singh Abha , Channawar Reema ; "A Recent Way Of Evaluating Cesarean Birth" , J Obstet Gynecol India Vol. 59, No. 6 : November/December 2009 Pg 547-551.
DW Khandait, NN Ambadekar, SP Zodpey, ND Vasudeo, "Maternal Age

As A Risk Fator For Stillbirth.Indian Journal Of Public Health; Year : 2000,Volume : 44,,Issue : 1,Page : 28-30.
U.H Gawande, M.S Pimpalgaonkar, S.H Bethariya ; "BioSocial Determinants Of Birth Weight In Rural Urban Nagpur" ,Indian Journal Of Community Medicine, Abr-Dez, 1994, Vol. Xix, No. 2-4.
B S Deswal, J V Singh, D Kumar, "A Study Of Risk Factors For Low Birth Weight".Indian Journal Of Community Medicine, Year : 1999, Volume : 24,Issue : 3,Page : 127131.
R.K Sharma, P.P.S Cooner, A.S Sekhon, D.S Dhaliwal, Kamaljit Singh " A Study Of Effect Of Maternal Nutrition On Incidence Of Low Birth Weight", Indian Journal Of Community Medicine. Ano: 1999, Vol: 24, Número: 2, Página: 64-68
Ryan Ca, Ryan F, Keane E, Hegarty H. Trend Analysis And Socio-Economic Differentials In Infant Mortality In The Southern Health Board, Ireland (Análise de tendências e diferenças socioeconómicas na mortalidade infantil no Conselho de Saúde do Sul, Irlanda). Ir Med J 2000; 93:204-6.
BT Rao, Arun Kumar Aggarwal, Rajesh Kumar; "Dietary Intake In Third Rimester Of Pregnancy And Prevalence Of Lbw: A Community Based Study In A Rural Area Of Haryana", Indian Journal Of Community Medicine, outubro de 2007, Vol. 32, No. 4.
R.Biswas, A. Dasgupta, R.N. Sinha, R.N. Chaudhari ; "An Epidemiological Study Of Low Birth Weight Newborns In The District Of Puruliya, West Bengal" , Indian Journal Of Public Health, April-June,2008, Vol 52, No. 2,.
Shyam V Ashtekar, Madhav B Kulkarni, Vaishali S Sadavarte, Ratna S Ashtekar; "Analysis Of Birth Weights Of A Rural Hospital"; Indian Journal Of Community Medicine, abril de 2010, Vol. 35, Número 2.
Lwanga SK, Lemeshow S, A practice manual of sample size determination in health studies. Genebra: Organização Mundial de Saúde 1991; 25-6.
Kulkarni AP, Baride JP. Livro de Texto de Medicina Comunitária. 1.ª ed. M/s Vora Medical Publications, Agarwal Bhawan, Kidwai Marg, Wadala, Mumbai, 1998. p.26-32.
Índice de Preços no Consumidor da Índia [Base 1960] Média trimestral. Disponível em URL: http://www.cyberjournalist.org.in/manisana/aicpi.php último acesso em 15 de outubro de 2012.
Kuppuswami B: Manual of socioeconomic status scale (urban), Manasayan , 32, Netaji Subhash Marg, Delhi, (1981).
Ghai OP, Paul VK, Bagga A. Essential Pediatrics. 7th ed. Nova Deli: CBS publishers; 2009. p.128.
OMS (1978).Abordagem de risco para os cuidados de saúde materno-infantil, Publicação de compensação da OMS n.º 39.
Organização Mundial de Saúde. Classificação Internacional de Doenças, Nona Revisão, Vol. 1 Genebra, Organização Mundial de Saúde, 1977.

CALENDÁRIO DO QUESTIONÁRIO

INFORMAÇÃO FAMILIARData :

1. NOME DO CHEFE DE FAMÍLIA/IDADE:
2. RELIGIÃO :
3. ENDEREÇO :
4. TIPO DE FAMÍLIA :
5. RENDIMENTO ANUAL :
6. Nº TOTAL DE MEMBROS DA FAMÍLIA :

INFORMAÇÃO DA MULHER GRÁVIDA:

1. NOME DA MULHER :
2. IDADE :
3. GRAVIDA:
4. EDUCAÇÃO :
5. OCUPAÇÃO :
6. IDADE DO CASAMENTO :
7. CASAMENTO CONSANGUÍNEO :

HISTÓRIA MENSTRUAL:

1. IDADE DA MENARCA :
2. TIPO DE CICLO: REGULAR/IRREGULAR
3. L.M.P :
4. E.D.D :

ANTECEDENTES OBSTÉTRICOS:

1. IDADE DE 1ST GRAVIDEZ :
2. ESTADO OBSTÉTRICO: G P A L
3. SERVIÇOS H/O UTILIZADOS DURANTE A GRAVIDEZ:

	ACTUAL GRAVIDEZ Y	ANTERIOR GRAVIDEZ(**P**) ***P1***	***P 2***	***P 3***	***P 4***
MÃE REGISTO D					
Se sim, se <3 meses					

FERRO/FÓLICO COMPRIMIDOS DE ÁCIDO TOMADA					
TT INJECÇÕES TOMADA					
N.º de ANC VISITAS					

NÃO .	TERMO/ PRETÉRITO OU PROLONGADO ED	Entrega ao domicílio	Entrega hospitalar y (N/CS)	NASCIMEN TO PESO T OF BEBÉ	IDADE /SE X	IMMUNIS AÇÃO ESTADO
	PREGNAN CY					
P1						
P2						
P3						
P4						

H/O B.P. ELEVADA, CONVULSÕES
H/O JAUNDICE
H/O PV SANGRAMENTO :

HISTÓRIA PASSADA:

H/O UTILIZAÇÃO DE CONTRACEPTIVOS :
H/O B.P. ELEVADA, CONVULSÕES NO PASSADO
GRAVIDEZ:
H/O QUALQUER NADO-MORTO, MORTE NEONATAL OU BEBÉ COM DEFORMAÇÃO CONGÉNITA.
H/O LSCS ANTERIOR
H/O QUALQUER CIRURGIA :
H/O HOSPITALIZAÇÃO :
H/O TRANSFUSÃO DE SANGUE :

H/O ANEMIA GRAVE NA GRAVIDEZ ANTERIOR:
H/O **DOENÇA MÉDICA GRAVE:**

1. DOENÇA CARDÍACA :
2. DOENÇA RENAL :
3. PERTURBAÇÕES DA TIRÓIDE :
4. T.B :
5. D.M :
6. EPILEPSIA :
7. VIH :
8. DOENÇA PSIQUIÁTRICA :
9. OUTRAS DOENÇAS

HISTÓRIA PESSOAL:

1. DIETA :
2. APEITO :
3. DORMIR :
4. H/O DEPENDÊNCIA DE TABACO E ÁLCOOL :
5. HÁBITOS INTESTINAIS E DA BEXIGA :

HISTÓRIA DA FAMÍLIA

H/O T.B, DM, HIPERTENSÃO OU OUTRA DOENÇA GRAVE EM FAMÍLIA:

EXAME GERAL:

CONSTITUIÇÃO: NORMAL/MAGRO/OBESO
CONSCIENTE E ORIENTADA PARA O TEMPO, O LUGAR E O PESSOA :
ALTURA : PESO :
AUMENTO DE PESO DURANTE A GRAVIDEZ :
TEMPERATURA : PULSO :
FREQUÊNCIA RESPIRATÓRIA : B.P :
PALIDEZ : ICTERÍCIA :
CIANOSE :
BAQUETEAMENTO : EDEMA :
LINFADENOPATIA :

EXAME SISTÉMICO :

EXAME ABDOMINAL E PÉLVICO :

ALTURA DO ÚTERO: CORRESPONDE À IDADE GESTACIONAL/AUMENTADA OU DIMINUÍDA.
APRESENTAÇÃO : VERTEX/BREECH/TRANVERSE etc F.H.S :
C.V.S :
R.S :
C.N.S :

DADOS LABORATORIAIS DOS REGISTOS:

1. Hb :
2. URINA : ALBUMINA/AÇÚCAR :
3. AÇÚCAR NO SANGUE :
4. Rh E GRUPO SANGUÍNEO :

5. VIH :
6. OUTROS :

7. **SERVIÇOS PREVENTIVOS/INTERVENÇÕES :**

8. FOI IDENTIFICADA PELO MÉDICO COM ALGUMA DOENÇA OU FACTOR DE RISCO NA SUA GRAVIDEZ ACTUAL?

9. QUE CONSELHOS LHE FORAM DADOS?

10. SEGUIU ESSE CONSELHO?

11. ESTÁ SATISFEITO COM A DIRECÇÃO?

12. **DADOS PÓS-NATAIS** :

13. RESULTADO : ABORTADO/ENTREGUE

DATA	TERMO/P	INÍCIO	HOSPIT	NASCIMENTO	SE	IMMUNI
OF	RETERM	DELIVE	AL	WEIG	X	-
DELI	OU	RY	DELIVE	HT OF		SAÇÃO
MUITO	POST		RY	BEBÉ		ESTATUTO
	TERMO		(N/CS)			S

ALGUMA COMPLICAÇÃO PARA A MÃE APÓS O PARTO?

1. QUAISQUER COMPLICAÇÕES PARA O BEBÉ

CATEGORIA DE FACTORES DE RISCO	PRESENTE (P) OU AUSENTE (A)
1. IDADE	
2. PARIDADE	
3. ALTURA	
4. GANHO DE PESO	
5. ANEMIA	

6. PRINCIPAIS DOENÇAS MÉDICAS a) CORAÇÃO b) RINS c) TIRÓIDE d) DM e) TB f) EPILEPSIA g) DOENÇA PSIQUIÁTRICA h) VIH i) HEPATITE	
7. TABAGISMO/ALCOOLISMO OU OUTRAS DEPENDÊNCIAS	
8. ABORTOS ANTERIORES	
9. NADOS-MORTOS, MALFORMAÇÕES OU NASCIMENTOS NEONATAIS ANTERIORES.	
10. CIRURGIA DE GENITO-TRACTO REPRODUTIVO FEITO	
11. COMPLICAÇÕES NO ANTERIOR ENTREGA	
12. PREVIOUS CS OU ENTREGA INSTRUMENTAL	
13. AUMENTO DO PERÍMETRO ABDOMINAL	
MAIS DO QUE O PREVISTO	
14. PROLONGADO GRAVIDEZ/PARTO PRÉ-TERMO	

15. AMEAÇA DE ABORTO OU APH	
16. MÁS APRESENTAÇÕES	
17. OCUPAÇÃO	

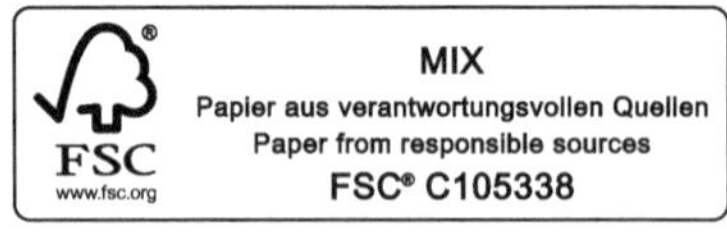

Printed by Books on Demand GmbH, Norderstedt / Germany